医療通訳士という仕事

—ことばと文化の壁をこえて—

中村　安秀　編
南谷かおり

大阪大学出版会

はじめに

中村安秀

　ボストンで開催された国際医療通訳士協会（IMIA：International Medical Interpreters Association）の総会に参加したときの衝撃は忘れられない。2009年のIMIA総会では千人近くの医療通訳士が会場を埋めつくし、言語別医療通訳士グループごとの情報交換と研鑽の場では、英語、スペイン語、ロシア語などが飛び交っていた。精神科の患者の通訳のセッションでは、統合失調症の妄想や幻覚をどのように通訳すべきなのか、シニアの医療通訳士が自らの体験をもとに語り、会場からはプロフェッショナルな熱い議論が続いていた。もちろんアメリカ合衆国においても、医療通訳士をめぐる環境がすべて整っているわけではない。病院の正規職員として勤務する人もいるが、フリーランスの通訳士として活動している人も少なくない。ビジネス通訳と比べて時給が格段に安い、あるいは仕事量が少ない、医療通訳だけでは生活していけない、といった問題も存在していた。しかし、医療現場のなかでことばと文化の橋渡しをする医療通訳士という仕事が公的に認められ、優秀な専門家がやりがいのある仕事として誇りをもって取り組んでいた。

　日本では、医療通訳士に対する身分保障のための制度整備と技術向上を目的にした医療通訳士協議会（JAMI：Japan Association of Medical Interpreters）が2009年にやっと発足した。その後、全国各地の医療機関、NGO、国際交流協会などにおいて、医療通訳士の育成に向けた研修や教育が行われるようになり、JAMIから医療通訳士倫理規程が公表された（ⅲ頁参照）。しかし、医療通訳士の必要性と重要性はまだ社会的に認知されているとは言いがたく、保健医療者の関心や認識も乏し

い。そして、医療通訳士に関する日本語の成書は驚くほどに少ない。

　このような状況を打破するために、私たちは、外国人に対する医療や多文化コミュニケーションに関心をもつすべての人に、医療通訳士の仕事を理解してもらう啓発の書が必要であると考えた。医療通訳の日常の実践現場と、外国人の保健医療や多文化共生という理論をつなぐものとして、「医療通訳士という仕事」を企画した。

　第一部「医療通訳士とは何か」において、多文化共生社会のなかで医療通訳士という新しい職種が必要とされるようになった状況を分析し、医療通訳士に求められている倫理規定や共通基準を解説した。第二部「医療通訳士の役割」では、病院やコミュニティにおける医療通訳士の役割だけでなく、近年盛んになっている医療ツーリズムにおける医療通訳の役割も考察した。また、外国人の視点や海外の事例にも目を向けて、医療通訳士の役割をグローバルな視点からとらえている。第三部「医療通訳士活動の実際」においては、長崎、京都、愛知などの先駆的な事例を紹介するとともに、ICT（Information and Communication Technology）やビジネスとしての医療通訳の活動も紹介した。また、医療者と患者のコミュニケーションの橋渡しという点で共通の課題をもつ、手話通訳の事例からも学ぶところは少なくない。

　今後、医療通訳士の方々が日本各地であたりまえのように活躍し、行政や医療関係者の理解が深まり制度の整備につながり、日本語のできない外国人がことばと文化の壁を乗り越え、保健医療福祉サービスを十分に享受できる時代が到来するのではないかと考えられる。

　最近では、日本のどの地方に行っても、病院や診療所で外国人の姿を見かけるようになった。本書は、医療通訳士の研修や教育の教材として活用するだけでなく、外国人の患者と接する機会の多い医師や看護師など保健医療関係者に対する多文化研修においても活用できることを願っている。

医療通訳士倫理規程

前　文

　医療通訳士は、すべての人々がことばや文化の違いを超えて、必要とされる医療サービスを受けられるようにコミュニケーションの支援を行う専門職であり、患者等と医療従事者がお互いを理解しあい、健康と福利の促進のために必要な信頼関係の構築に寄与することを使命とする。そのために医療通訳士は、自らの技術、知識、経験を最大限に活用する。

　医療通訳士が、専門職として広く社会に認識され、有意義な業務が行えるように、ここに倫理規程を定める。

条　文

1. **守秘義務**
　医療通訳士は、患者等と医療従事者に関する業務上知り得た情報を、外部に漏らしてはいけない。

2. **正確性**
　医療通訳士は、患者等と医療従事者の発言の意味するところを忠実に通訳するとともに、社会・文化・習慣・宗教などの違いを考慮し、良好なコミュニケーションの成立を図る。

3. **公平性**
　医療通訳士は、すべての人に対して公平に通訳を行う。また、患者等と医療従事者の会話の内容や状況を最もよく把握している存在であることを認識し、その立場を利用して特定の恩恵を被らない。

4. **業務遂行能力の自覚と対応**
　医療通訳士は、自己の業務遂行能力について自覚し、中立性を保てない場合や自らの能力を超える場合は、適切な対応を講じ、あるいはその業務を断ることができる。

5. 知識・専門技術の維持・向上

　医療通訳士は、業務上必要な知識・専門技術を常に維持向上するように努める。

6. 医療通訳環境の整備ならびに他専門職との連携

　医療通訳士は、医療従事者や社会に対して医療通訳士の役割を知らしめ、医療場面でのコミュニケーションが円滑に進むように通訳環境の整備に努める。また、医療従事者やその他専門職の役割を理解し、連携協働していく。

7. 権利の擁護

　医療通訳士は、すべての人の尊厳と健康で文化的な生活を送る権利を尊重し、患者等の主体性を損なわない範囲でその実現に努める。

8. 医療通訳士の自己管理

　医療通訳士は、自らのプライバシーの保護を行い、心身の健康保持と増進に努める。

9. 専門職としての社会貢献

　医療通訳士は、公益を優先し、その能力は広く社会に役立てるために使われるものである。

以上

第4回医療通訳士協議会総会・長崎にて
2011年7月9日

目　次

はじめに（中村安秀）……………………………………………………… i

第一部　医療通訳士とは何か

1章　医療通訳士の必要性と重要性
　　　―外国人に対する保健医療の現状と課題―
　　　　　　　　　　　　　　　甲南女子大学教授・大阪大学名誉教授
　　　　　　　　　………………………………………… 中村安秀　　3

2章　医療通訳士に求められる共通基準
　　　　　　　　　　　　RASCコミュニティ通訳支援センター
　　　　　　　　　………………………………………… 西村明夫　20

3章　医療通訳士倫理規程を読み解く
　　　　　　　　　多言語コミュニティ通訳ネットワーク共同代表
　　　　　　　　　………………………………………… 飯田奈美子　33

4章　医療通訳士の教育研修システム
　　　　　　　神奈川県勤労者医療生活協同組合港町診療所所長
　　　　　　　MICかながわ理事
　　　　　　　　　………………………………………… 沢田貴志　48

第二部　医療通訳士の役割

5章　病院における医療通訳士の役割
りんくう総合医療センター国際診療科・部長
大阪大学医学部附属病院国際医療センター・副センター長
……………………………………… 南谷かおり　61

6章　コミュニティ活動における医療通訳士の役割
医療通訳研究会（MEDINT）代表
スペイン語通訳相談員・社会福祉士
……………………………………… 村松紀子　69

7章　メディカルツーリズム（医療観光、国際医療交流）の将来性と医療通訳士の必要性
関西医科大学公衆衛生学講座・教授
観光庁インバウンド医療観光に関する研究会委員
……………………………………… 西山利正　80

8章　外国人患者から見た医療通訳士の役割
日本赤十字九州国際看護大学・准教授
……………………………… エレーラ・ルルデス　89

9章　米国における医療通訳士の発展の軌跡から学ぶ
The International Medical Interpreters Association（IMIA）日本支部長
……………………………………… 竹迫和美　98

目　次

第三部　医療通訳士活動の実際

10 章　自治体における医療通訳士教育について
　　　　　　　　　　　　　　長崎県立大学大学院人間健康科学研究科・教授
　　　　　………………………………………………… 李　　節子　117

11 章　「医療通訳」を創る
　　　　―医療通訳制度、人材育成、社会環境づくり―
　　　　　　　　　　　　　　特活）多文化共生センターきょうと理事長
　　　　　………………………………………………… 重野亜久里　125

12 章　外国人集住地区における医療通訳派遣システム
　　　　―東海地方―
　　　　　　　　　Medical Interpreter Network Tokai（MINT）事務局長
　　　　　………………………………………………… 伊藤美保　141

13 章　IT を利用した医療通訳システム
　　　　　　　　　　　　　　NPO 法人地域診療情報連携協議会理事長
　　　　　………………………………………………… 瀧澤清美　149

14 章　コミュニティビジネスとしての医療通訳
　　　　　　　　　　　　　　　　NPO 法人多言語センター FACIL 理事長
　　　　　………………………………………………… 吉富志津代　165

15 章　聴覚障害者の医療シーンにおける情報保障の課題
　　　　　　　　　　　　　　　　　　　　　　　　　　手話通訳士
　　　　　………………………………………………… 寺嶋幸司　176

　　おわりに（南谷かおり） ………………………………………… 186
　　資　　料（小笠原理恵） ………………………………………… 189
　　執筆者紹介 ………………………………………………………… 193

第一部

医療通訳士とは何か

1章　医療通訳士の必要性と重要性
—外国人に対する保健医療の現状と課題—

中村安秀

はじめに

　第二次世界大戦終了後の日本人の平均寿命（出生時平均余命）は、男性で50歳、女性で54歳であったが、1970年代後半までにはスウェーデンを抜いて世界一の平均寿命を誇った。すべての国民に医療へのアクセスを保証する国民皆保険制度は、日本が経済成長期に突入する直前の1961年に導入された。国民皆保険の達成からちょうど50年目にあたる2011年9月に、著名な医学雑誌である『ランセット誌』は、「Japan: Universal health care at 50 years」という特集号を出版した。20世紀後半に強固な保健医療体制を構築し国民の健康状態を改善した日本の実績は、国際的にも高く評価されている。

　この世界に誇るべき日本の保健医療システムの中で、外国人はどのように位置づけられてきたのだろうか？　私がそのような疑問を抱いたのは、インドネシア共和国北スマトラ州の電気もない農村での、2年間にわたる母子保健活動から帰国した後の1989年であった。インドネシアにおいても、外国人がアクセスできる医療環境は整備されており、英語さえ使えば診療可能な医療機関は少なくなかった。しかし、当時の日本では、小児医療に関する最高峰の一つであった国立小児病院（現国立成育医療研究センター）でさえ、病院玄関に病院の英語名の表示すら見当たらなかった。当然、院内の表示は日本語だけで、外国語のパンフレットもなかった（中村安秀「医療通訳の現状と課題」『日本医事新報』2011年、日本医事新報社）。国際的に高い評価を受けている日本の保健医療システ

ムは、実は日本に住み日本語ができる日本人のためだけにあるのではないかと痛感した。

本稿では、在住外国人の保健医療に関してことばと文化に焦点を当てて分析し、医療通訳士に期待される役割と今後の課題について論述する。

1. 日本における外国人医療の4つの課題

在住外国人の増加

日本における外国人登録者数は200万人を越し、総人口の約1.7%を占めている。外国人登録者の国籍数は190（無国籍も含む）にのぼる。国籍別にみると、中国、韓国・朝鮮、ブラジル、フィリピン、ペルー、アメリカ合衆国と続いている。都道府県別には、外国人登録者数が最も多いのは東京都で、以下、愛知県、大阪府、神奈川県、埼玉県、千葉県、兵庫県、静岡県、茨城県、京都府の順となっている。大阪府では韓国・朝鮮が多く、東海地域ではブラジルやペルーが多いといったように、外国人の国籍は地域ごとに特徴がある。言語や文化が異なることにより、外国人の保健医療に対するニーズも都道府県ごとに大きく異なっているといえる。

外国人に対する保健医療は決して特殊な分野ではなく、基本的には日本人に対する診療と同じである。ただ、言葉の面や考え方の違いによるハンディキャップに加えて、出身国と日本との保健医療の違いがあるために、医療関係者が配慮しつつ取り組むべき課題になっている。

在日外国人医療に関する病院や診療所における課題は、大きく「言語・コミュニケーション」「保険・経済的側面」「保健医療システムの違い」「異文化理解」に集約される（中村安秀「ことばと文化の壁を越えて」『コンフリクトと移民』2012年、大阪大学出版会）。ここでは、医療側から見た具体的な対応策や各地での取り組みに重点を置いて述べたい。

言語・コミュニケーションの課題

　日本に長期滞在している外国人は、話をよく聞いてくれ、やさしい日本語で説明してくれることを望んでいる。案内や通知文書の漢字にルビを振るといった工夫も大切である。喘息、甲状腺、鉗子など医学用語は漢字テストのようである。実は、医学用語にルビを振ると、日本人からも好評であった。とくに、若い世代では、診療所や病院で配布された文書が難しいという人は少なくない。このように、外国人にとって読みやすい案内や説明文は日本人にとっても役立つ。すなわち、外国人に対する保健医療の成果は日本人にも波及することに注目したい。

　最近、インターネットなどから多くの外国語情報が入手できるようになった。とくに、既往歴などは問診で無理に聞き出すよりも、チェックリストに記入してもらうほうが互いの負担が少なく時間の節約にもなる。『多言語医療問診票』（かながわ国際交流財団）は、内科、眼科、小児科など11の診療科に対応し、英語、スペイン語、ポルトガル語、中国語、ロシア語、フランス語、タイ語、インドネシア語、タガログ語、ベトナム語など14言語の問診票がダウンロードできる。『多言語生活情報』（自治体国際化協会）は、外国人住民の暮らしに関する情報を解説しており、「医療」や「出産・育児」など日本の保健医療サービスが外国語で簡潔に説明されている。このような母国語による情報提供は、日本語で会話できる外国人にとっても非常に好評である。母国語で読める情報源があるというのは、外国人にとって大きな安心につながるのである。

　また、外国人の親を持つ小児の保健医療においては、『外国語版母子健康手帳』（母子衛生研究会）が有用である。日本語の単なる翻訳ではなく、外国語と日本語の2言語で併記することにより、外国語がわからない保健医療関係者も記入でき、外国人と日本人の夫婦も共通に理解することが可能になった。英語、中国語、タガログ語、スペイン語、ポルトガル語、ハングル、タイ語、インドネシア語、ベトナム語が発行されている。

　もちろん、チェックリストや母子健康手帳だけで、すべての問診を行

うのは不可能である。保健医療機関において、日本語のできない外国人に対して日本人と同等の水準の保健医療を提供するためには、単なるマニュアルやパンフレットだけでは不十分であり、保健医療分野に造詣の深い通訳士が求められている。

保険・経済的側面の課題

　原則として日本に在住する外国人に対して、保健医療に関する種々のサービスは日本人と同様に適用される。ただ、健康保険への加入資格があるにもかかわらず、実際に加入していない外国人は少なくない。

　医療機関において医療費に関するトラブルを回避するためには、診療を開始する前に明確な情報を提供することが重要である。外国人に対するインタビュー調査を行ったとき、小児科を受診した母親は次のように語っていた。

　「日本の病院を受診したとき、医者も看護師さんも親切にしてくれて、とてもよかった。でも、最後に会計の前で待っているときが一番緊張した。なぜなら、診察の間ずっと、医療費がどのくらいかかるのかということを誰も話してくれなかったから」。

　診察中に医療費のことを率直に話すことは重要である。私自身の経験では、治療薬の種類を価格とともに提示すると、高価な抗生剤ではなく、安価な一般薬を選択する外国人患者が少なくなかった。また、子どもに対する高額な検査は給料が出てからにしてほしいと申し出た父親もいた。入院を勧めるときも、大体の入院期間と費用を見積もり、その額を事前に伝えていた。このように医療費に関する情報を率直に提供することによって、医療費にまつわるトラブルをかなり回避することができた。

保健医療システムの違い

　日本で暮らす在住外国人にとって、日本の保健医療システムは複雑で理解しにくい。とくに、出身国に存在しない保健医療サービスについて

表1　日本と諸外国における母子保健医療サービス

項目	日本	先進国	途上国
家族計画	有料	有料	多くは無料
母親学級（両親学級）	ある	国により異なる	実施していない
母子健康手帳	ある	ない	一部の国のみ
先天性代謝異常検査	ある	項目数が少ない	ない
新生児訪問	ある	一部の国のみ	ない
乳幼児健診	集団健診	個別健診	集団健診
予防接種	無料または有料	無料または有料	無料
学校検診	ある	ある	ない

（ここでいう先進国と途上国の区別は、厳格なものではない。一応、先進国は北米、西ヨーロッパ、韓国、香港、シンガポールなどを意味し、途上国とはそれ以外の国々を想定している）

は、知らないというよりも、そのようなサービスが利用できると全く思っていないのがふつうである。日本は世界的に見ても、各種の保健医療サービスや健康診断システムの充実した国である。母親学級、妊婦健診、母子健康手帳、先天性代謝異常検査、新生児訪問、乳幼児健診と、多くの母子保健サービスが全員に対して原則として無料で提供されている。学校や職場では、毎年のように健康診断が実施されている。諸外国では、これらの保健医療サービスの一部を実施しているにすぎない（表1）。外国人労働者を雇用した企業が毎年の定期健康診断を実施していなかったときも、外国人労働者は会社で健康診断をしてくれると考えたこともなかったとのことだった。外国人には、日本の保健医療システムを伝え、積極的に保健医療サービスを活用できるように周知していく必要がある。

　外国人に日本の保健医療システムを説明するときに、日本人用に作られたパンフレットやリーフレットを単に翻訳するだけでは十分ではない。子どもがけいれん重積を起こしたときに、父親がお金を持って帰宅するのを待っていたフィリピン人のお母さんがいた。救急車を呼ぶに

は、お金がかかると思い込んでいたからである。途上国では、救急車は民間病院が運用していることが多く、有料の地域が少なくない。従って、外国人のための情報には、「日本では、救急車は無料です」と、日本人のためのパンフレットには書かないような事項も明記しておく必要が生じるのである。

異文化理解

　乳幼児健診で、医師が、かわいいと感じてタイ人の子どもの頭を左手で撫でたら、わが子を侮辱されたとお母さんは受け取った。カゼをひくからといって夏でも赤ちゃんをグルグル巻きにしている中国人のお母さんに、どう保健指導したらいいのかわからない、といった体験談は少なくない。異文化との接触の黎明期には、必ずこのようなコミュニケーションにまつわるトラブルが生じるものである。こういう混乱の段階を経て、お互いの文化を尊重したうえで、相互理解が成立していくのだと考えられる。出身国の風俗習慣を知るための参考書はあるが、同じ国の出身でも地域が違えば民族や言葉、宗教、文化も異なる。

　ここでは、基本的な考え方について考察してみたい。外国人の診療で、保健医療関係者がとまどう具体的な事例は枚挙に暇がない。感染症を隔離するという発想に乏しい、入浴や手洗い習慣などの衛生観念が違う、ブタ肉の入った入院食を食べない、家族の見舞いが多く病床で騒ぐ、ピアスなどの身体装飾を外さないなど、医療側からの苦情は少なくない。また、風邪のときに硬貨で皮膚を強く擦（さす）る、痛みや発熱時に本国から取り寄せた薬草などを使用する、といった伝統医療への信頼も厚い。先進国の出身者の中には、補完代替医療（Complementary and Alternative Medicine）の愛好者も少なくない。

　これらの問題は、実は外国人に特有の問題ではなく、画一的に近代医療を一方的に押し付けてきた日本の医療現場の問題であると捉え直す必要がある。日本においても、個人の信条や嗜好、宗教的信念を尊重する病院や診療所も増えてきたが、依然多くの医療機関では画一的な患者管

理が行われており、病院内は規則ずくめである。規則から逸脱した行為を行う個人が日本人であれば個人の問題として考えるが、外国人であれば「外国人の診療は大変である」という偏見につながっている面がある。基本的には、医療現場において、日本人に対しても、ひとりひとりの個人の権利、生活スタイルや信条を尊重した医療を実践できるようになれば、外国人の患者との間で生じている異文化摩擦はもっと少なくなるに違いない。

2. 医療通訳士の現状と必要性

東日本大震災が教えてくれた教訓

　2011年3月の東日本大震災において、海外からは過去最大規模の支援が寄せられた。120以上の国・地域、国際機関から総額175億円以上にのぼった。外国人医師の被災地における医療行為が、特例として認められた。私が2011年4月はじめに訪問した宮城県南三陸町ベイサイドアリーナでは、イスラエル国防軍の医療チームが診療を開始し、内科、産科、小児科など6棟のプレハブ診療棟が建てられていた。イスラエルから来た医師、看護師、検査技師など60名のスタッフを擁し、完全に自立した機能を備えた野戦病院であった。

　イスラエル医療チームでは、日本人患者に正確で適切な医療サービスを提供するために、ヘブライ語、英語、日本語ができる通訳士が常駐していた。また、日本の緊急援助NGOが、イスラエルと日本の間の調整役として活躍していた。緊急支援時に外国人医師が派遣され、医療行為を特例として認めただけでは不十分であった。日本人患者を相手に外国人医師が医療行為を行うためには、医師と患者双方の言葉を正確に伝達し、円滑なコミュニケーションを可能にする医療通訳士の存在が必要不可欠であり、医療者と患者の医療システムや文化の違いに精通したリエゾン役の調整者が必要であった。

　医学は世界共通であるが、医療は文化である。そして、医療者と患者

との対話が医療の重要な部分を占めているとすれば、言語的文化的コミュニケーションの成立は適切な医療にとっての必須条件である。

医療通訳の必要性

簡単な日常会話ができる外国人も、保健医療の場では医療関係者の言うことがわからない。乳幼児健診を受診した外国人母親に関する調査では、会話ができる（21%）、あるいは簡単な会話ならできる（65%）と答えていたが、医師や保健師など医療者とコミュニケーションが取れなかったと答えたものが40%にのぼった。一方、医師のほうからも通訳士の必要性を求める声が高まっている。群馬県の小児科医ら（299名）を対象にした郵送による自記式質問票調査（高橋謙造「臨床医からみた在日外国人に対する保健医療ニーズ」『国際保健医療』2010年、日本国際保健医療学会）では、外国人診療において言葉で困ったときの対処方法として、65%以上が「身振り手振りや筆談」または「通訳可能な知人を同伴してもらう」と回答した。また、77%がレベルの高い医療通訳士が必要と回答した。

実際に通訳士を導入した成果も報告されている。愛知県小牧市においては、ポルトガル語の通訳士が乳幼児健診に参加することにより、外国人母親をもつ乳幼児の健診受診率が著明に向上した（伊藤美保「在日外国人の母子保健に関する通訳の役割」『小児保健研究』2004年、日本小児保健協会）。通訳士の導入前は、在日ブラジル人の乳幼児健診受診率は約30%であったが、導入後は80%近くまで上昇した。言葉が通じないときには母親が仕事を休んでまで健診を受診する気にならないが、通訳士が1人いるだけで外国人母親の健診に対するモチベーションは大いに高まった。

外国人が定住化するにつれ、がんや脳血管疾患の患者も増えている。がんの治療方針を決定する際には、化学療法、放射線療法、外科手術などのメリットとデメリットを医師が説明し、患者側に充分に理解してもらってから治療を開始する。その場合には、従来のような、相手国の言

葉を話せる人に通訳をお願いするという通訳ボランティアの発想では対処できないことは自明である。また、家庭の中で最も日本語に堪能な小学生や中学生の子どもが、学校を休んで父親や母親の通訳として病院に通う事例も少なくない。しかし、子どもが通訳をする場合には、母親の妊娠歴を聞けない、重篤な疾患の予後について真実を話せないといった問題が生じている。

このように、プロフェッショナルな医療通訳士に対するニーズは全国各地で高まっている。

日本の医療通訳の現状

全国各地では、医療機関、NGO、国際交流協会などにおいて、医療通訳に関するさまざまな取り組みが行われ、大きな成果をあげている。

医療通訳サービスを提供している団体は、全国に広がっている。大都市および外国人集住地域の医療機関では、外国語を話す日本人医師や看護師を配置し、外国人医師や看護師などの外国人医療専門職のサポートを得ているところもある。医療通訳士の背景としては、外国語に堪能な日本人と日本語に堪能な外国人に大別される。もう一つの軸は、医療者あるいは非医療者という分類である。医療者の場合は、語学はそれほど堪能でなくても、医療用語には精通しているという利点がある。日本人の場合は、外国の留学経験や青年海外協力隊の経験をもつ医師や看護師などの医療職と、会議通訳経験者、通訳案内士、海外長期勤務など多彩な経歴を有している非医療職が多い。外国人の場合には、母国において医師や看護師などの医療職の資格を持っている人もいるが、多くの場合は労働や留学のため日本に居住し、日本語を習得し、研修を受けて医療通訳をするようになったという（表2）。

雇用形態としては常勤、非常勤、派遣、ボランティアなどさまざまである。日系人が集住する東海地域の私立病院やクリニックにおいては、複数の医療通訳士を常勤職員として雇用している医療機関も少なくない。

表2 医療通訳士の背景

	医療職	非医療職
外国人	医師・看護師など	在日外国人 留学生
日本人	医師・看護師など	言語スペシャリスト 会議通訳者 国際協力経験者 在留経験者 通訳案内士

　医療通訳士の養成に向けた研修や教育も活発に行われている。講習会や研修の機会を定期的に提供しているNGOや国際交流協会は少なくない。自治体国際化フォーラムの調査では、すでに18県・7政令市において国際交流協会などにより医療通訳士の養成研修が実施されており、受講者の数は1000人を越している。英語、中国語、スペイン語、ポルトガル語をはじめ、対象言語はすでに20言語以上にわたっている（自治体国際化フォーラム、特集『医療通訳』2012年276号）。

　また、医療通訳に関する教育を行う大学もある。大阪大学では2003年から「保健医療通訳入門」の講義を行ってきたが、2011年からは医学部や薬学部も巻き込んだ大学院高度副プログラム「医療通訳」コースを立ちあげた。愛知県立大学では外国語学部および看護学部の教育研究の経験を活かし「医療分野ポルトガル語スペイン語講座」を開講し、東京外国語大学は2010年に経済産業省と協働し、「国際医療通訳講座」を開講した。

　ITを活用した外国人医療支援モデルも開発されている。電話による救急医療通訳サービス、遠隔医療通訳システム、医療用自動翻訳システムなど、今後ますます需要が高まると予想される。

海外の医療通訳に関する経験と実績

　多文化多民族の共生をめざす欧米諸国において、医療通訳の重要性が

認識されたのは 20 世紀後半のことだった。米国では 1980 年ころからプロフェッショナルな医療通訳士が全国各地の病院で働くようになった。全国的な認定基準がないまま、ワシントン州をはじめいくつかの州が独自に認定し、通訳養成校が個別の基準で試験し修了証を与えていた。2000 年にクリントン大統領が大統領令 13166 号を発令し、英語が不自由な患者（LEP：Limited English Proficiency）に対して、医療機関が無料で医療通訳サービスを提供することが義務付けられた。病院や医療提供者からは、LEP 患者に対するケアの質の向上をめざすと同時に、言語コミュニケーションに起因する訴訟リスクを回避するために、医療通訳士の技術向上を求める声が一層強まった。

　米国における医療通訳サービスの現状の一端として、2009 年に米国ボストン市にあるボストン医療センター（BMC）を見学する機会を得た。BMC は、研究教育を主体にしてきたボストン大学付属病院と、コミュニティ医療サービスをめざしてきたボストン市立病院が合併した病院で、ベッド数 626 床、年間入院数 3 万人、年間外来数 96 万人を誇る。BMC の医療通訳サービスのシステムは米国ニューイングランド地方で最も充実しているといわれ、30 カ国以上の主要言語に対応し、面接形式（Person-to-person）の通訳サービスを 24 時間提供している。1 年間の通訳・翻訳サービス件数は 19 万 7000 件にのぼり、そのうち、36%が遠隔通訳（Remote Interpreting）という電話やビデオを使った通訳で、残りは面接形式で行っていた。

　驚くのは、そのスタッフの充実ぶりである。スタッフは、総勢約 50 名。スペイン語、ハイチ・フランス語、ポルトガル語、複数言語、その他の言語（中国語、日本語など）の常勤通訳者以外に、外部の通訳翻訳会社と契約しており、150 言語に対応可能だという。医療通訳サービス部には、手話通訳者も勤務しており、医療通訳サービスという活動には当然のように手話通訳も含まれていることも驚きであった。BMC 全体としての、医療通訳サービス及びゲストサポートサービスの年間予算は、3.2 百万米ドル（約 3 億円）にのぼり、これは病院が負担していた。

米国においても、多様なニーズに対応するためには、複合的アプローチが必要であった。スペイン語圏や中国語圏の患者が多いシアトルにおいては、4つの方策を組み合わせることにより、24時間の救急対応や多くの言語への対応を可能にしていた。

①スペイン語を話す医師・看護師の積極的雇用である。病院内に言語に堪能な保健医療者がいることは心強い。しかし、彼らには本来業務があるので（例えば、手術中の外科医を外来に呼び出すわけにはいかない）、この方策ですべてが解決するわけではない。

②医療通訳士を常勤スタッフとして雇用することである。とくに患者数の多いスペイン語・中国語などでは、医療通訳士が病院内のスタッフとして活躍している。

③医療通訳士の派遣会社と契約することにより、多くの言語に対応している。患者数が少ないロシア語、日本語、韓国語などの医療通訳士を常勤で雇用することは経済面からも合理的ではない。派遣会社と契約することにより、多くの言語に対応することができる。また、シアトル市内の病院がまとまって一括契約することで、コスト削減を図っていた。

④遠隔通訳システムの導入により、24時間対応が可能になった。三者電話、TV電話、スマートフォンなどを活用することにより、医療通訳士が院内にいなくても、通訳サービスを提供することができる。

今後、日本においても、シアトルのような複合的アプローチが大いに参考になるに違いない。

医療ツーリズムの現状

医療ツーリズム（国際医療交流）とは、医療を受けることを主たる目的として他国に渡航することをいい、がんや心臓手術などの高度医療を受けるために渡航するだけでなく、美容整形や健康診断まで幅広い目的をもって、国境を越えて患者が移動する時代になった。世界で最も医療

ツーリズムが盛んなタイにおいては、年間約140万人が医療目的でタイを訪問し、その収入は約1920億円と推定されている（2008年）。また、韓国では、外国人の医療観光客の誘致を狙い、新しい成長産業としての医療ツーリズムに着目し、国家戦略として医療通訳士養成プログラムが2009年に開始された。看護師、医師、通訳大学院卒業生などに6カ月間の集中講義を実施し、200時間を越える講義時間のなかで、医学用語を習得し、現場での実習を行う。たとえば、ソウル市内にあるソウル聖母学院（St. Mary's Hospital）は地上22階地下6階建て、病床数1320床を擁する韓国で最大級の規模を誇り、国際医療機関評価委員会（JCI）を全部門において取得している。外国人患者は、病院外来1階にある国際診療センターを訪問する。英語、中国語、日本語、ロシア語、フランス語のパンフレットが用意され、数人の言語コーディネーターが常駐しており、各国語に対応した医療サービスを提供している。

　日本においても、経済産業省、国土交通省、観光庁などが官民連携で積極的な誘致が始まっている。2010年には東京外国語大学で「国際医療通訳講座」が開設され、2011年1月には「医療滞在ビザ」の運用が開始された。

3. 医療通訳士協議会の設立

　このような現状を踏まえ、2009年2月に医療通訳士協議会（JAMI）が発足した。日本語のできない外国人に対して、日本人と同水準の医療を提供するために、保健医療分野に造詣の深いプロフェッショナルな医療通訳士に対する適正な報酬と、身分を保障するための制度の整備と、医療通訳士の技術向上のための活動を目的としている。

　この設立趣旨に多くの方々の賛同が得られ、総会には、日本医師会、日本薬剤師会、東京都福祉保健局などからも参加いただいた。医療通訳士協議会には、外国人の保健医療に関心をもつ全国の医療関係者、すでに実践を行っているNGO、保健医療通訳に関する研究者、自治体など

の行政関係者など、分野や組織が異なる団体や個人が集う平らなプラットフォームとしての役割が期待されている。2011年7月には、「医療通訳士倫理規程」（ⅲ頁参照）が公表され、守秘義務や公平性の確保などコミュニケーションを支援する専門職としての基盤ができあがった。

　今後は、EBM（Evidenced-based Medicine）に基づいた知見の蓄積として、外国人住民に関する人口動態や疾病別罹患率、保健医療機関における外国人患者に関する医療統計や満足度調査、医療通訳士の有無による満足度やコストの評価、通訳の正確さの検証など、多くの解決すべき課題が残されている。

　日本だけに限らず、医療通訳士に期待されているのは、医療者から患者、患者から医療者の双方向の正確な医療情報の伝達にとどまらない。もちろん、現病歴や既往歴などの問診、診療や看護などの医療場面、検査やリハビリテーション、投薬内容に関する説明などは、医療通訳士の本務であるといえる。しかし、日本の保健医療システムや診療文化に慣れていない外国人患者と、外国の医療事情を知らない医療者との間には、コミュニケーション上の大きなギャップがある。また、イエスとノーを明確に表現しない日本の文化の中で、医療現場においても非言語による意思伝達もよく行われている。これらの文化的背景や保健医療システムの相違から生じる誤解を軽減するためには、医療通訳士に対して外国人患者と日本人医療者の間の橋渡し的な役割も求められている。

　一方、すでに医療通訳士を導入した病院においては、医師や看護師などの話し言葉に問題があることが指摘されている。「むつかしい専門用語は避け、わかりやすいことばを使う」、「主語と述語をはっきりという」、「やさしい日本語でゆっくり話しかける」、「文章は短く区切る」、「質問はひとつずつする」といった基本的な日本語の使い方である。とくに、日本の医療現場で医師がよく口にする「たぶん大丈夫」とか、「おおまかには問題ない」といった曖昧な言葉遣いは、通訳するときに誤訳を招きかねない。医療者が明確でわかりやすい日本語を使って患者に説明するという日本語教育が求められているのである。

医療通訳士は、すべての人々がことばや文化の違いを超えて、必要とされる医療サービスを受けられるようにコミュニケーションの支援を行う専門職である。今後は、専門職としての教育や研修の機会を提供し、知識や技術の向上を図るシステムのより強化が必要であろう。

4. 医療通訳士をめぐる今後の課題

　日本では、患者の社会的地位や貧富の差によって差別することなく、可能な限り公平な医療サービスを提供してきた。経済的格差が医療内容の格差につながることを前提とした医療システムではないのである。課題を抱えながらも、50年以上にわたり国民皆保険を維持してきた歴史の重みを十分に再認識する必要がある。

　ただ、グローバル時代における国民皆保険の意義を評価するとき、外国人を含めたユニバーサルな保健医療ケアのあり方を再考する時機が到来している。医療ツーリズムや外国人観光客を単に新しい成長産業としてみなすのではなく、人や物が国境を容易に越える時代において、健康と安心を提供する日本の保健医療をグローバル世界のなかでどのように位置づけるのかが問われているのである。このような文脈で考えると、医療ツーリズムや観光客のための医療通訳士と、在住外国人のための医療通訳士を区別して育成し配置するのではなく、在住外国人と訪日外国人の双方をカバーできる包括的な医療通訳システムが求められている。国民皆保険を維持してきた日本の保健医療の理念を尊重すれば、コミュニケーションの支援を必要とする患者には、公平に医療通訳サービスが提供されるべきであろう。

　つぎに、医療通訳の費用負担を誰が行うかという問題がある。現状では、病院外の通訳士に依頼するときには、患者が個人負担する場合もあり、行政の公共サービス事業という形で支払われる場合もある。通訳士を常勤で雇用している病院の多くは、その費用は病院の持ち出しとなっている。なお、通訳士に支払われる費用は、一般的にいって驚くほど低

価格である（病院に出向いて通訳するときの費用が1回3000円という場合もある）。医療通訳士に対する適正な報酬と身分を保障するための制度づくりは喫緊の課題である。日本の保険診療制度において、診療報酬は医療行為等の対価として計算されている。言葉によるコミュニケーションがとれない医師と患者の間で、医療通訳士という専門職が介在して医療行為を行った場合に診療報酬に加算することは、制度の趣旨からも十分に納得のいく方法である。将来的には、健康保険制度のなかで、外国人や障害者などに対する医療通訳士加算といった形で医療サービスの中に位置づけていく必要があろう。

また、語学の堪能な通訳者に医療用語を教えるだけでは、医療通訳士の育成として十分ではないことを認識する必要がある。会議通訳者が医療用語を修得すれば、医学の国際会議では通用するが、それだけでは医療通訳士としては十分ではない。医療者と患者の思いが交錯する医療現場においては、医療通訳士は立場の異なる両者間の双方向コミュニケーションを支援する能力と経験が求められている。

大阪大学では、大学院高度副プログラム「医療通訳」コースを2011年に立ち上げたばかりである。まだ、その効果を判断できる時期ではないが、日本人学生と留学生が机を並べ、医学部や薬学部の授業を選択できるメリットは非常に大きい。医療通訳士には、医学や薬学という理系の知識と、言語やコミュニケーションという文系の能力を包含した教養が求められているのである。今後は、医学系と言語系の学部をもつ総合大学において医療通訳士に関する教育が発展していくことを期待したい。

医療通訳の課題は、日本の医療のあり方に関する問題提起につながっている。外国人患者と日本人の医療者とのコミュニケーションに残された課題は非常に多いが、日本人患者の場合においても、患者と医師のコミュニケーションは決して完璧ではない。外国人患者が抱える問題を分析することを通して、患者が誰であるかということにかかわりなく、日

本の医療のあり方全体を考え直すという視点が生まれてくる。マージナルな集団にこそ、本質的な問題が集約されている。医療通訳という1点に集中して保健医療問題を追及することは、まさに日本の保健医療のあり方そのものを問い直すことにつながるのではないだろうか。

2章　医療通訳士に求められる共通基準

西村明夫

　医療通訳を行うにはどのような能力が必要なのだろうか。どのような研修を行えばよいのだろうか。筆者のところには、そうした声が多く寄せられていた。それに応えるために、医療通訳派遣を行っている「NPO法人多文化共生センターきょうと」及び「NPO法人多言語社会リソースかながわ」（以下「MICかながわ」という）の有志が中心となり、全国の医療通訳派遣団体の協力のもと、全国初の試みとして「医療通訳共通基準」（以下「共通基準」という）を2010年10月に策定した。これは、医療通訳に必要な知識・技術・倫理を網羅的に規定し、医療通訳に関わる個人や団体が、学習や育成の到達目標などを設定する上での一つの目安として活用されることを目的としている。以下に、「共通基準」の策定に至る背景・経緯とその内容と若干の解説を記載する。

1.「共通基準」策定の背景・経緯

　日本における医療通訳の取組みは1990年代に始まる。医療機関では1990年に神奈川県大和市の「小林国際クリニック」が、インドシナ難民向け通訳職員を配置したのが最初ではないだろうか。その後、外国人の技術者や工場労働者がよく訪れる病院でも通訳者が雇用されるようになった。しかし、多くの地域では、在住外国人支援に取り組んでいるボランティアが在住外国人の患者から個人的に依頼を受けて医療機関に同行し、通訳していた。
　最初に医療通訳の研修と派遣に関する組織的な取組みが行われたのは

山形県であった。中国や韓国、フィリピンからの国際結婚の女性が多い地域であり、精神科医とNPOが連携して1994年から医療通訳の研修と派遣を始めている（桑山紀彦『国勢結婚とストレス』1996年、明石書店。桑山紀彦『多文化の処方箋』1999年、アルク新書）。2000年代に入ると医療通訳の取組みは本格化してくる。2002年には神奈川県で研修と選考を組み込んだ医療通訳派遣システムが構築され、派遣実績を伸ばしていった。2003年に京都市で同様の考え方により取組みが開始され、その後、研修を実施する地域が増加した。最近では研修と選考を行った上で派遣を行う団体・機関も増えてきた。また、医療ツーリズムの普及を期待して、ビジネスとして医療通訳研修に取り組む民間企業も登場している。

このように、医療通訳の取組みは、ごく限られた地域での活動から、次第に全国的な広がりを見せるようになった。こうした実践が展開される中、研修内容の基準や学習目標、選考・認定などについては、「外国人医療とことばの問題を考える会」[1]が作成した『医療通訳ボランティア・ガイドライン』（社会福祉法人神奈川県社会福祉協議会かながわボランティアセンター発行）及び(財)自治体国際化協会が「MICかながわ」の協力のもとに作成した『専門通訳ボランティア研修プログラム（医療編）』（2003年作成、同協会HP掲載）が存在するだけであった。

医療通訳に携わろうとする人からは「医療通訳を行うためには、何をどの程度知っていればよいのかわからない」といった声が聞かれるようになり、また、研修が数多く行われる中で、多くの場合、神奈川県と京都市のシステムを担う「MICかながわ」と「多文化共生センターきょうと」がその企画と実施に協力しているものの、文書化された研修基準があるわけではなく、やはり、何を学ぶべきか、その内容を形式化しておくべきではないかとの思いが強くなっていった。

海外の先進地域では研修の基準や認定制度があり、研修プログラムが開発され、それに基づいた研修が実施されている。たとえば、米国ワシントン州では医療通訳認定制度が1994年に開始されており、その認定試験対応として民間非営利団体であるクロス・カルチュラル・ヘルスケ

ア・プログラム（CCHCP）が 40 時間の研修プログラムを 1994 年に開始している。また、マサチューセッツ州では 1992 年にマサチューセッツ医療通訳者協会（MMIA）が設立され、研修基準の設定や研修プログラムの開発・実施などがなされている。カナダでは、1993 年にバンクーバーで研修プログラムが開発され、1998 年に本格実施されている（西村明夫編『ことばと医療のベストプラクティス』2006 年、MIC かながわ。西村明夫編『医療通訳国際シンポジウム報告書』2007 年、同）。

そこで、神奈川県で年間 3000 件以上の医療通訳派遣実績を持つ「MIC かながわ」と、同じく年間 1500 件以上の実績がある「多文化共生センターきょうと」が協働して、それまで蓄積してきた現場で必要な知識とスキル、ノウハウ、心得などをもとに医療通訳の基準を策定することにした。

2. 共通基準策定の視点

医療通訳を行うために必要な知識や技術は、筆者が調査した上述の海外先進地域の例を見ても、おおむね一致している。語学力、文化背景に関する知識、異文化コミュニケーションの知識、医療用語の知識、身体器官の知識、通訳技術、職業倫理などである。日本で行われている研修でも、多くの場合、これらの項目を盛り込んだ内容となっている。

しかし、どの項目にどの程度、重きをおくかに意見の違いがあり、筆者が各方面の医療通訳関係者との意見交換の中から感じたところでは、大きく次のように分けられる。

医療通訳関係者	重視する項目
医師などの医療従事者	医療用語の知識
通訳理論研究者	語学力、通訳技術
外国人支援 NPO 関係者	多文化意識、現場対応力、コミュニケーション力

すなわち、医師などの医療従事者は医療用語の知識を多く求める傾向

があると思われる。専門的な医療用語は覚える必要はないという医療通訳に詳しい医師もいるが、たとえば、ある医師は「気道確保といった用語は、両言語で言えるようにしてほしい」と語っていた。医療通訳の一方のクライアントは一般人である。「気道確保」の意味がわかる人は少なくないとは思うが、多くもないだろう。意味を医師に説明してもらって、それを訳しても問題ないところである。

次に、二番目の通訳理論研究者に多くある意見は、両言語で高い語学力が必要であり、バイリンガル並みが理想であるというものである（水野真木子『コミュニティ通訳入門』2008年、大阪教育図書）。併せて、通訳技術は通訳学校で基礎的な課程を修了したレベルが必要であるという主張もされている。

三番目の、在住外国人支援の活動を行うNPOの関係者は、多文化共生に対する意識の高さや、現場で臨機応変に対応する力、患者とのコミュニケーション力を重視する傾向があるのではないだろうか。医療用語については医師に説明を求めながら通訳すればよく、語学力については医療側にわかりやすくゆっくり話してもらえばよいとし、むしろ信頼関係を構築するための多文化意識やその場その場の対応力、コミュニケーション技術を重視する。その根底には在住外国人患者の人権を重視する姿勢がある。

そうした3つの視点がある中で、最低限、何を身につけておくべきか。すべてについて高度な知識と技術を追求できればよいが、現実には難しい。医療用語を医療従事者との会話で困らない程度に身につけるには、非常に長い学習時間が必要となる。また、語学力については、そもそも日本には、たとえばタイ語と日本語の両言語でバイリンガル並みという通訳人材は、数えるくらいしかいないだろう。

最低限度の知識と技術とは、「これがなければ医療の現場で通訳に支障をきたす」というものである。それを、医療通訳経験が豊富な者や、多くの外国人患者の診療経験がある医師や医療ソーシャルワーカーらが協議を重ねてまとめ上げたものが共通基準である。

3. 共通基準の内容

　共通基準は、前文及び策定の目的、視点、用語の定義、策定の手続き、共通基準の項目と説明、検討メンバー、参考文献、利用要領の9項目から構成されているが、ここでは、そのうち共通基準の核心部分である「共通基準の項目と説明」について概略を述べていく[(2)]。共通基準の項目は、「知識」、「技術」、「倫理」という3つの大項目から構成されている。

「知識」
　まず、大事にしたい知識として「患者背景・多文化に関する知識・理解」を挙げている。その内容は、①「患者等の生活背景」（在留資格制度や患者等の生活状況、日本語理解が不十分な患者等の医療場面での困難な状況などに関する知識・理解）、②「患者等の出身国・地域の文化」（患者等の出身国・地域の宗教、習慣、価値観の違いに関する知識・理解）、③「患者等の出身国・地域の医療」（患者等の出身国・地域の医療制度、医療実践スタイル（日本との違い）に関する知識・理解）、④「支援機関・団体に関する知識」（各種支援機関・団体など、患者等をサポートする機関の情報）の4点である。

　①～③については、在住外国人は在留資格によって生活が規定されるところがあり、また、言葉の壁や文化の違い、医療事情の違いによって困難に直面し、戸惑いが起こりやすいことから掲げたものである。たとえば、医療通訳を行う中で、離婚によって「日本人の配偶者等」の在留資格を失うことをおそれて、ドメスティック・バイオレンス（DV）に耐える国際結婚女性の患者などに出会うことがある。あるいは病棟での食事では、宗教上の戒律から豚肉や牛肉を食べられない人には特別の配慮が必要になるが、医療機関側にそのことの説明を求められることがある。

　そこで、専門的な知識は必要ないが、在留資格については法務省入国

管理局のパンフレット（入国管理局 HP 参照。http://www.immi-moj.go.jp/seisaku/index.html）を見ておく必要があり、文化の違いについては、異文化コミュニケーションに関する文献（末田清子・福田浩子『コミュニケーション学』2011 年、松柏社など）を一読しておくことをお薦めする。医療事情も国によって大きく違う場合がある。たとえば、どんな薬でも処方箋なしで街の薬局で購入できる国があったり、大都市以外には病院がない国もある。こうした知識をすべて習得する必要はないが、主なものは押さえておきたい（西村明夫『外国人診療ガイド』2009 年、メジカルビュー社）。

　また、④の支援機関等に関することは、前述のドメスティック・バイオレンスなど通訳業務以外の問題を投げかけられたときに、一人で抱えずに専門機関につなげるようにするために掲げたものである。

　次の中項目が「医療に関する知識」である。その内容は①「身体の組織とその機能」（身体器官のしくみに関する知識）、②「基礎的な医学知識」（基礎的な病気とその症状に関する用語の知識）、③「検査・治療方法に関する基礎知識」（主な検査方法や治療方法、投薬・服用方法に関する基礎知識）、④「保健衛生に関する基礎知識」（感染症対策、予防接種などに関する基礎知識）、⑤「医療機関における受診の流れ」（受付、診察、検査、治療、会計、薬処方など受診の流れに沿った患者等の動きに関する知識）、⑥「患者の心理」（病気になったときの人間の心理）、⑦「医療従事者の役割と傾向」（医師、看護師、医療ソーシャルワーカーなど医療従事者の種類と役割に関する知識、日本における医療従事者の医療実践スタイルに関する認識）、⑧「医療保険・保健福祉制度」（各種健康保険制度、出産一時金、公費負担制度、海外旅行傷害保険などに関する知識）の 8 点である。

　①の「身体の組織とその機能」は医療通訳に欠かせない知識である。ただし、これは医学知識というより、中学生の理科や高校生の生物の知識と考えたい。したがって、参考図書としては中学 2 年生の理科の学習参考書を挙げておく。そこに載っている人体図や内臓、脳、目、耳、鼻、

のど、骨格、筋肉などの名称や位置、構造を両言語で説明できるようにしておきたい。

②の「基礎的な医学用語」は、一般的な病気の名称（かぜや胃炎など誰でもかかるものから、気胸や敗血症など多少聞き慣れないものまで150程度）を両言語で言えるようにしておくことと、その原因・症状のごく簡単な豆知識を覚えておきたい。また、症状に関する用語や言い回し（息切れ、むかつき、悪寒、発疹、化膿、腫れなど150程度）も同様に必要である。③の「検査・治療方法に関する基礎知識」も、耳にしたことがある用語やよく使う言い回し（診療科名、注射、手術、麻酔など治療に関する用語、血液検査や内視鏡検査などの検査に関する用語や検査時に使う言い回し、処方箋や胃薬といった薬に関する用語など300程度）について、両言語で言えることと、どのようなものかを理解できていることが必要である。

④の「保健衛生に関する基礎知識」は、予防接種の種類、感染症の種類や保健所による対応の手順に関するごく一般的な知識（用語は両言語で言えるようにする）があればよい。⑤の「医療機関における受診の流れ」は、病院と診療所の違い、病院の種類（急性期病院、専門病院、特定機能病院など）に関する簡単な知識、大きな病院にかかったときの受診の流れなどを押さえておけばよいだろう。

⑥の「患者の心理」では、患者の心気傾向、自己中心的傾向、依存傾向、攻撃傾向などに関する知識を求めたい。その際、「病い」と「疾患」を区別して考えるとわかりやすいかもしれない。アーサー・クラインマン（A・クラインマン（江口重幸・五木田紳・上野豪志訳）『病いの語り』2011年、誠信書房）は、「疾患」が治療者の視点から生物医学的にとらえたものであるのに対して、「病い」は患者やその家族が生活の中でどのように症状や能力低下などを認識し反応するかということを示すものとしてとらえる。医療通訳者が接するのは、この「病い」を語る患者であることを再認識しておくとよいだろう。

⑦の「医療従事者の役割と傾向」は、医師や看護師、看護助手、助産

師、診療放射線技師、栄養士、理学療法士などの医療従事者の名称を両言語で言えることと、その役割を知っておくことが必要である。また、たとえば「母国の医師は患者の話を良く聞き、病状や治療方針を十分に説明してくれるのに、日本の医師の説明はとても短く感じる」と戸惑う在住外国人が少なくないように、医療従事者は国によってその実践スタイルに違いがあることも覚えておきたい。

⑧の「医療保険・保健福祉制度」は、治療費の負担に関する知識である。医療保険制度の種類を覚えておくとともに、用語は両言語で言えるようにしておく。小児医療費助成や精神保健制度の費用負担、入院助産、養育医療、育成・更生医療などの行政機関で費用の一部または全部がまかなわれる制度については、その用語を両言語で言えることと、制度のアウトライン（どのような制度でどの役所で手続きするのか）を覚えておきたい。そのほか無料低額診療や労災保険、介護保険についても概要を知っておくとよい。

「知識」の項目の最後の中項目は「所属機関・団体、医療通訳全体に関する知識・理解（派遣機関・団体に所属する場合）」である。その内容は①「所属機関・団体の使命に関する知識・理解」（所属機関・団体の使命、組織構成、活動内容に関する知識）、②「派遣制度・事業に対する知識・理解」（医療通訳派遣の制度・事業の内容、派遣ルール、医療通訳者サポート機能に関する知識）、③「医療通訳の現状と課題」（医療通訳に関する全国的な取組みの現状と課題のアウトライン）の3項目である。

この中では、特に③に関する理解が重要である。通訳報酬が低額でありトレーニングの機会も少ないなど、日本における医療通訳の厳しい現状と山積する課題について、いくつかの文献（村松紀子「医療通訳の諸問題」『治療』2006年9月号、南山堂。松延恵「医療通訳普及に向けて」『看護』2007年8月号、日本看護協会出版会など）があるので、読んで認識を深めておくとよい。

「技術」

「技術」に関する最初の中項目は「語学力」であり、その内容は「日本語・対象言語の基礎力」（通訳者が診療現場に患者として行った時、かわすであろう会話内容を母語、対象言語で言えること）である。医療通訳を行う上で最低限どの程度の言語運用能力が必要かを文章で言い表すことは難しい。ここでは前述のような表現としたが、「MICかながわ」では「日本語と対象言語で日常会話が十二分にできること」としている。いずれにしても、こうした一定の語学力は医療通訳のトレーニングの前提条件となる。

二つ目の中項目は「通訳技術」である。その内容は①「相手の話を聞く」（集中力・リスニング力（聴解力））、②「理解する」（話の内容を的確に理解する力）、③「記憶する」（短期的に記憶を保持する力、それを助けるメモとり技術）、④「伝える」（十分な語彙、表現、構文、文法力、発音や声の質、場面に応じた伝達力）の4点である。

①と②のリスニング力と理解する力は、通訳利用者が何を言いたいのか、会話の趣旨を把握することが求められる。会話を聞いて頭の中で文法や構文を分析するのではなく、会話の意味をとらえる（ベルジュロ伊藤宏美・鶴田知佳子・内藤稔『よくわかる逐次通訳』2010年、東京外国語大学出版会）。その際には社会常識的な知識と、前述の「知識」の項目で述べた話者の文化に関する知識、基礎的な医療用語知識が必要であり、そうした知識をベースに話の展開や先行きに予測をつけることが有用である。また、聞き間違いや勘違いを防ぐため、聞いた単語の訳を素早く口に出すクイック・レスポンスというトレーニングを試してみるとよい。

③の「記憶する」では、短期記憶力を磨くことが重要である。そのためには、会話を聞き終わった時点でリピートするリプロダクションというトレーニング手法が有効である。短期記憶を補助するものがメモ取り（ノート・テイキング）である。特に、固有名詞や数字、専門用語などのメモ取りは不可欠である。単語のスペルを全部書いていると時間がかかってしまうので、自分なりの略語を決めておくとよい。

④の「伝える」のうち、語彙力は「知識」の項目で述べたことを学ぶことで対応できるだろう。文法力は語学学習で磨くとよい。伝達力については、クライアントに聞こえるように、口ごもらないで自信をもって発言すること、相手が理解しやすいように簡単な構文で1句を短めにすること、診察室の外まで聞こえるような大きな声で訳さないこと、相手が理解しやすいように平易な単語を選んで話すことなどが求められる。

　三つ目の中項目は「実践的技術」である。その内容は、①「通訳の中断・内容確認」（利用者の発言内容があいまいな場合に通訳を中断して、再度会話内容の確認ができること、必要に応じて辞書を引けること）、②「状況判断」（不測の事態に冷静に対応するなど、現場の経験から得られる知恵、臨機即応の対応）の2つである。

　①については、たとえば、診察室の中で場の雰囲気に飲まれずに医師に対してわからないことをわからないと言えること、会話を中断して辞書を引けることが大切である。②については、実践の中で臨機応変な対応力（ドナルド・ショーン（佐藤学・秋田喜代美訳）『専門家の智恵』2001年、ゆみる出版）が必要である。実習や経験によってマニュアルだけでは足りない、身体で覚える式のノウハウや「暗黙知」（マイケル・ポランニー（高橋勇夫訳）『暗黙知の次元』2012年、筑摩書房。野中郁次郎・竹内弘高『知識創造企業』1996年、東洋経済新報社）を身につけていくことになる。たとえば、「血圧」の意味がわからない患者に出会ったらどうするか。医師の「血圧が高めなので……」の言葉をただ通訳するだけでは、患者は何のことだかわからないかもしれない。患者の納得が得られるよう医師に協力を求めないといけない例である。

　四つ目の中項目は「コミュニケーション・スキル」であり、その内容は「対人援助の基礎技術」（相手が話しやすい、落ち着いた態度で接すること（傾聴）、温かい視線、身体言語（非言語的コミュニケーション）に気を配ること、適正な席・位置を確保できること）である。医療通訳には患者と信頼関係を構築することが重要だが、そのためには、対人援助という社会福祉分野の基礎技術に触れておくことが有効である。中で

もケースワークの原則（F・バイステック（尾崎新訳）『ケースワークの原則』1996年、誠信書房）は役に立つため推奨しておきたい。

「倫理」

　倫理とは、医療通訳において「やるべきこととやってはいけないこと」である。その内容については、次章「医療通訳士倫理規程を読み解く」に書かれているので、ここでは項目を列挙するにとどめる。

　①「基本的な人権の尊重」（国籍、人種、民族、宗教、信条、年齢、性別及び性的指向、社会的地位、経済的状態、ライフスタイル、文化的背景、身体的精神的状態、健康問題の性質等にかかわらず、すべての人をかけがえのない存在として尊重し、公平に対応すること）、②「守秘義務」（職務上知り得た患者情報等の秘密の保持）、③「プライバシーの尊重」（患者等の意に反して患者等のプライバシーに踏み込まないこと）、④「中立・客観性」（通訳の業務範囲を守り、利用者に対して自らの意見をさしはさんだり、助言したりしないこと、通訳に自分の価値観や主観を混ぜないこと）、⑤「正確性」（上記の知識と技術の各項目に記載されたことを最大限に生かすこと、通訳は、忠実かつ正確に行うとともに、患者等の背景や文化について考慮すること、自らの専門能力を自覚し、それを超える通訳業務となる場合は、その旨、利用者に申し出ること）、⑥「専門性の維持・向上」（通訳能力の維持、向上に努めること、常に通訳者として必要な新しい制度の理解やより深い知識の習得に努める意欲をもつこと）、⑦「信頼関係の構築」（通訳者は利用者を尊重し、利用者が話しやすい態度を保つこと、相手を思いやる気持ちを持つこと）、⑧「利用者との私的な関係の回避」（利用者と個人的な関係を構築しないこと、通訳者は、人間関係上もしくは感情面などで公平な通訳が難しいと感じる依頼は、引き受けないこと、その立場を利用して、利用者から個人的な恩恵を受けないこと）、⑨「医療従事者、支援団体や専門家との連携・協力」（医療従事者や関係者との連携・協力関係を大切にすること、患者等からの相談などを一人で抱え込まないこと）、⑩「健

康の保持増進」(業務と私生活とのバランスを保つなど、通訳者自身の心身の健康保持と増進に努めること)、⑪「品行の保持」(社会人として時間の厳守、清潔さの保持、服装への配慮(業務時は清楚な服装、香水をつけない)など節度と礼儀を守ること)の11項目を掲げている。

おわりに

 以上、医療通訳を行う上で必要となる「知識」、「技術」、「倫理」について述べてきた。共通基準は、学習の目安として策定したものだが、医療通訳の活動や業務に必要な研修・講座の実施、研修テキストの作成、学習度の確認(修了試験など)の3つに対して方針や基準を提供するものでもある。あるいは、沖縄徳州会湘南鎌倉総合病院では、外国人患者受入れ医療機関認証[3]を取得する際に共通基準を元に自身の「言語サポートガイドライン」を設定し、提供する通訳翻訳サービスの質の高さをアピールしたが、こうした医療機関側にとっての活用の仕方もあるかもしれない。

 共通基準の内容は、日本だけでなく世界に共通するものであると考えている。ただし、どの項目をどの程度深く学び身につけるかなど学習プログラムのレベルでは、それぞれの医療事情や通訳人材の事情によって異なるところだろう。特に、海外先進地域のように医療通訳にかかる経費を政府が負担し、通訳人材が豊富(一方の言語が国際語の英語であるため)であれば、長時間の研修も可能だが、日本の環境はそこまで整っていない。したがって日本における医療通訳の学習は、日本の現場事情に合ったものでなければならないし、さらに言えば、日本の中でも、たとえば大都市と地方都市など地域によって事情が異なるため、その地域に合った学習プログラムが求められることになる。

 また、英語通訳の場合とそれ以外の言語の通訳の場合とでは、求めるレベルを変えるなど、同一の対応が難しい場合もあるかもしれない。「その言語ではその地域にはその人しかいない」といった状況もあるため、医療通訳のしくみや研修を考えるときには、英語を標準にはできな

い場合があるということだろう。

　そうした中でも、適切な通訳シナリオと経験豊富な講師による模擬通訳トレーニングは不可欠であり、「倫理」についても人間の本性として元から備わっているものというより、習慣づけによって得られるものであることから（アリストテレス（高田三郎訳）『ニコマコス倫理学』2011 年、岩波書店）、しっかりと学びを定着させたい。

　その上で注意することは、トレーニングは、その修了後に医療通訳の業務あるいは活動が用意されていてはじめて意味があるということであろう。

注

(1) 1999 年に在住外国人支援ボランティア等により設立された「MIC かながわ」の前身団体。
(2) 「多文化共生センターきょうと」の HP に全文を掲載（http://www.tabunkakyoto.org/医療通訳の共通基準/）。その学び方に関する文献として同センターから『医療通訳の実学・実技・実践』（2012 年）が発行されている。
(3) 一般財団法人日本医療教育財団が実施する外国人患者の受入れ体制が整っている医療機関を認証する制度。

3章　医療通訳士倫理規程を読み解く

飯田奈美子

はじめに

現在、医療通訳を取り巻く現状は大きく揺れ動いていると言える。日本において医療通訳は主に在住外国人に対して行われてきたが、近年、メディカルツーリズムなど医療目的で訪日する外国人が増加していることにより、対象者や状況が多様化してきた。このような多様な状況や対象者に対応する通訳者は、通訳上の倫理的問題に直面することになる。

元来、医療の場はさまざまな文化や価値観が重層する場である。外国人や聴覚障害者などコミュニケーション障害者が持っている文化や、医療現場独特の医療文化、多くの専門職が集合している専門職文化などが交錯している。また医療の場では、人の死生観やどのように生きてきたかというライフヒストリー、ジェンダーや家族力学などの価値観も絡み合っている。さらに医療の場は、ただ処置を施すというのではなく、対人援助の場であり、患者が医療の中心におり、患者の主体性、自己決定が尊重される場でもある。このような場での通訳は、専門職としての能力と技術を要するのである。

昨今、医療通訳は何をすべきか、どのような役割を担うのか、どのような能力や技術が必要なのかなどについての議論が始まってきた。医療通訳共通基準や各団体の通訳規程などが作成されてきている中で、医療通訳に特化した倫理規程を定めていく必要があると感じ、医療通訳士協議会では、医療通訳士倫理規程を作成し、2011年7月、長崎の総会にて発表した（iv頁参照）。

医療通訳士倫理規程は、医療の場で通訳を行うすべての者を対象として作成している。また、この倫理規程は通訳者だけではなく、医療従事者、患者やその家族、医療通訳に関わる実務者などにも読んでもらい、医療通訳に関する理解を広めていきたいと考えている。本論は、「医療通訳士倫理規程を読み解く」と題し、なぜ医療通訳士倫理規程が必要なのか、そして、その内容についての説明を行い、医療通訳についての理解を深めてもらうことを目的とする。

1. 医療通訳士倫理規程はなぜ必要か

　音声言語における医療通訳は、大きく分けて、在住外国人に対する医療通訳と、産業として登場したメディカルツーリズムに対する医療通訳の二つがある。とくにメディカルツーリズムの医療通訳が増えている。どちらにおいても、医療通訳の専門職化をどのように進めていくかが課題となっている（飯田奈美子「在住外国人および医療観光目的の訪日外国人に対する医療通訳の現状と課題」『立命館大学人間科学研究』2011 年）。医療通訳を専門職として確立していくためには、通訳レベルの標準化と倫理規程の作成、さらに教育指導体制の整備が必要となる。

　在住外国人対象の医療通訳の多くはボランティアであり、職業としての確立はあまり進んでいない。在住外国人対象の医療通訳の始まりは、言葉の問題からではない。彼らが健康保健に加入していないなどで医療費の支払いができない問題を支援する中で、言葉の問題がクローズアップされてきたのが始まりだった。支援の一環として始まった通訳だが、だんだんと外国人集住地区で通訳をメインとしたサービスが提供されるようになり、それに伴って医療知識や医療用語、役割などを理解した通訳者が求められるようになってきた。しかしながら、対象となる外国人の置かれている状況や抱えている問題が複雑なケースが多いため、通訳だけでなく、支援的な関わりを求められたり、複数の専門職と連携を行っていかなければならないこともある。大半がボランティアとして活

動しているので、役割や苦労を医療現場に理解してもらえなかったり、外国人から過度に依存されたりして、通訳者が板挟みになってしまうこともあった。

　一方、メディカルツーリズムは、日本政府が新成長戦略の一つとして、積極的に外国人の誘致を行っている産業で、医療を受けることを目的に来日する外国人が対象となる。このような通訳はビジネス・観光分野の通訳者が行ったり、医学系の留学生が行ったりしており、経済産業省が行った実証実験では、医療通訳のレベル認定が必要であるという意見も出ている（経済産業省「国際メディカルツーリズム調査報告書」2010年）。

　メディカルツーリズムの医療通訳は医療を受ける外国人が富裕層であることから、通訳費用も外国人が負担するので、職業として成り立つことができると言えるが、言葉の面だけの通訳としか捉えられていない一面もあり、医療という特殊な場面にどのように対応していくかという養成プログラムの作成が課題となる。さらに、通訳者自身も多くはフリーで活動しており、通訳倫理規程をもつ団体に所属していない場合が多く、今後、さまざまな場面の通訳を行っていく上で、倫理的な問題に遭遇した時に対処できる方法を確立していく必要がある。

　上記のように誕生の経緯や対象とする人々が異なるものの、医療という場での通訳を行うことには変わりがなく、そこには共通の通訳倫理が必要である。というのも、インフォームドコンセントからターミナルケアなどの通訳を行う医療場面では、通訳者自身が心理的ダメージを受けたり、また患者がコミュニケーション不足からスムーズに医療サービスを受けられない場面に遭遇したりして、通訳者がどのように対応していくべきかを判断しなければならないからである。そのような時に判断の基準となる倫理規程を知っているかどうかで、通訳者の対応が全く異なってしまう。

　このことは患者だけでなく医療従事者にとっても重要な問題である。通訳者が責任のある通訳行為を行っているかどうかによって、医療サービス全体に大きな影響を与えるからだ。

倫理規程がきちんと適用されることによって、医療通訳士は責任のある行動ができ、さらに専門職の一員として認められるのである。医療現場の専門職は各自の倫理規程をもっている。医療通訳士が医療チームの一員として認めてもらうためには、まず、自らの役割と使命を明らかにし、専門職としての責任を全うできると宣言する必要があるのだ。これらのことから、医療通訳士倫理規程は作成されることになった。

2. 医療通訳士倫理規程の作成過程

医療通訳士倫理規程の作成は実行委員9名と事務局2名の11名[(1)]で行った。協議は5回行い[(2)]、方向性の確認、用語の確定、前文、条文について議論しながら作成していった。草案を作成して、2011年1月に関係機関や関連の人に意見を出してもらい、それを参考に変更を行い、3月に草案を確定し、2011年7月9日の医療通訳士協議会総会にて発表を行った。なお、作成の協議に入る前に、医療通訳者を対象とした質問紙調査を行い、協議にはこの調査結果も参考にしている（伊藤美保他「外国人医療における医療通訳者の現状と課題―医療通訳者に対する質問紙調査より―」2012年、日本国際保健医療学会雑誌）。

倫理規程は前文と条文9つで構成されている。以下、各項目について説明を行う。

3. 前文

「医療通訳士は、すべての人々がことばや文化の違いを超えて、必要とされる医療サービスを受けられるようにコミュニケーションの支援を行う専門職であり、患者等と医療従事者がお互いを理解しあい、健康と福利の促進のために必要な信頼関係の構築に寄与することを使命とする。そのために医療通訳士は、自らの技術、知識、経験を最大限に活用する。

医療通訳士が、専門職として広く社会に認識され、有意義な業務が行えるように、ここに倫理規程を定める。」

　医療通訳の対象は医療従事者と患者等（患者と患者の家族や親しい人）である。医療従事者とは医師、看護師、薬剤師、検査技師、療法士、保健師などの専門職だけでなく、病院スタッフも含む。患者とは在住外国人、訪日外国人等日本語を第一言語としない人々、さらに聴覚障害者やコミュニケーションに障害を持つ人々も含まれる。また、健康であっても医療的サービスを受ける人々も対象となる。

　ことばを繋げていくだけでなく、文化の違いについても医療通訳士は対応する。例えば、患者等が日常会話レベルの日本語ができても、日本の医療制度や専門用語がわからず、詳しく説明をきくために通訳が必要という人や、医療従事者が患者の文化や宗教を知らず、うまくコミュニケーションができていない場合も対象となる。

　医療通訳とは上記のような多様な文化や背景を持った人々と医療従事者に対して、コミュニケーションの支援を行っていくことである。コミュニケーションの支援とは、ことばとことばを繋いでいき、対象者の背景を加味した文化の翻訳を行い、さらに安心して発言のできる環境作りも含む。このような作業は専門職として行わなければならない。医療通訳者は、医療という特殊な場面に特化した専門性を身に着けていかなければならないのである。

　医療は患者の健康と福利のために提供されるものだが、健康とは身体的・精神的だけでなく、社会的にも良好状態にあることであり、たんに病気である、或いは虚弱ではないというだけではない。そのため健康の概念は患者等が持つ文化や歴史的背景、生活習慣や価値観、現在の社会的経済的状況と深く関係しており、一人ひとりが抱く健康観は異なる。そして、患者等が望む健康観や幸福と利益の実現のために医療は提供される。そのためには医療従事者と患者等がお互いを理解しあい、信頼関係を築いて、目的に向かって協力していかなければならない。医療従事

者側も患者等の思いや要望を理解し、患者等も医療従事者の治療方針を正確に理解していなければ共に治療を進めて行くことができない。このように医療にはお互いを理解しあうためのコミュニケーションが重要であり、この目的のために医療通訳士は自らの持つ技術や知識、経験を最大限に活用しなければならない。このような姿勢で取り組むことで、医療通訳士が専門職として社会に認識されるようになり、高度な自律性を持ち、患者等の健康と福利のために働くことが証明されるのである。

4. 条文

1. 守秘義務

「医療通訳士は、患者等と医療従事者に関する業務上知り得た情報を、外部に漏らしてはいけない。」

守秘義務は医療通訳にとって最も基本的で重要な倫理項目となることから、条文の第一項目とした。この項目を守ることで、患者等と医療従事者が安心して話す環境を整備することができ、医療通訳士は信頼するに足るものであると認められるものとなる。そのため「医療通訳士は業務上知り得た情報を決して外部に漏らしてはいけない」という厳しい内容になっている。「業務上知り得た情報」とは、診察室内だけでなく診察室外での情報も含まれる。特に待合室等での患者等との会話内容に関しても守秘義務は発生するので、いかなる内容であっても外部に漏らしてはいけない。しかし、患者等から聞いた話で医療従事者と共有しておいた方がいい内容があるかもしれない。

ここでいう外部というのは医療チーム以外を指している。医療チームは患者の健康と福利の促進のために連携していく必要があり、医療チーム内では必要な情報の提供は行われる。医療通訳士も医療チームの一員として業務を行っていくので、そのような場合は、医療チームが準拠する規程に沿って情報共有を行っていくことができる。

2. 正確性

「医療通訳士は、患者等と医療従事者の発言の意味するところを忠実に通訳するとともに、社会・文化・習慣・宗教などの違いを考慮し、良好なコミュニケーションの成立を図る。」

　この倫理項目は通訳技術を規定する物差しとなるものであり、医療通訳士が高度な技術レベルを持つことを証明するものである。「発言の意味するところを忠実に通訳していく」というのは、発言の形式的な枠組みだけでなく、そこに含まれるメッセージを的確に捉え、そのメッセージの意味内容を変更のないように訳していくことである。医療従事者の発言というのは病気についての説明や治療方針、医療情報等であるが、情報だけでなく患者等をケアする発言も含まれる。また、患者等の発言というのは、病気の症状、経過、既往歴、その他生活上の困難など患者等が医療従事者に知ってもらいたいと思う病気にまつわる情報を伝えようとする。医療通訳士は、医療従事者のさまざまな援助方針や、患者等の主訴を的確に捉え、表面的な翻訳ではなくそれぞれの文化や背景、置かれている立場、大切にしている価値観なども理解した上で、文化の翻訳も行っていく必要がある。

　医療通訳士は正確に通訳をするために、話者の話すスピードが速かったり、声が小さいなど聞きとりにくい場合などは、きちんと話すように依頼し、正確性が保てるように働きかけることができる。また、医療場面の通訳では、時に発話が重なったり、どちらかが一方的に話をしたりということがあり、正確な通訳をしていくために医療通訳士はある程度の会話の交通整理を行わなければならない場合もある。しかしこれは発言を通訳しなかったり、勝手な解釈を加えたりするというのではない。

　さらに「良好なコミュニケーション」とは、決してよどみないスムーズなコミュニケーションだけを指しているのではなく、医療従事者と患者等がお互い理解しあえるようなコミュニケーションを指す。このため、ことば以外にも行為や振る舞いなどについての解説を行ったり、患

者等が自分の思いや要望を安心して伝えられる雰囲気を作ったり、不安や痛みなどの表現を受け止められる環境を整備したりすることも含まれる。

3. 公平性

「医療通訳士は、すべての人に対して公平に通訳を行う。また、患者と医療従事者の会話内容や状況を最も把握している存在であることを認識し、その立場を利用して特定の恩恵を被らない。」

医療通訳士はコミュニケーション支援を必要としているすべての人々に対して、公平に業務を遂行していかなければならない。時に患者等は専門職である医療従事者の前では自分の思うことを十分自由に話ができないことがある。医療通訳士はそのような患者等の心理にも配慮して、お互いが理解しあうためにコミュニケーション支援を公平に行っていくことが求められる。

また、医療通訳士は医療従事者と患者等の双方のことばや文化を理解していることから、会話の内容や両者の置かれている状況をもっともよく理解している存在であると言える。だからと言って、医療通訳士が勝手に発言内容を意味のないこととして省略したり、医療通訳士の解釈や意見を加えてしまってはならない。このような行為はコミュニケーションの支配と言い、通訳者は知らず知らずの内に行ってしまう危険性を持っている。コミュニケーションの主体はあくまでも患者等と医療従事者の両者である。患者の抱える問題解決のために医療現場でコミュニケーションが行われるのであり、医療通訳士はその意味をしっかり認識しなければならない。

さらに医療通訳士は、通訳を行うことで「特定の恩恵を被らない」としている。通訳を行うことで何かしらの便宜を図ることは、本来の医療通訳の目的から大きく外れるものであり、それにより何かしらの恩恵を受けることはあってはならない。また、正式な契約なしに患者等から金

品をもらうことは、例えそれが少額であっても、患者等と対等な関係性を築くことができなくなるために控えなければならない。

4. 業務遂行能力の自覚と対応

「医療通訳士は、自己の業務遂行能力について自覚し、中立性を保てない場合や自らの能力を超える場合は、適切な対応を講じ、あるいはその業務を断ることができる。」

　医療通訳士は自己の業務遂行能力について把握し、自覚しないといけない。業務遂行能力の自覚とは、通訳を行っていく上で必要な知識と技術をどれくらい持っているかを知ることである。また、自分の家族や親せき、親しい人の通訳は通訳者自身も当事者となることから、冷静な通訳を行うことが難しい。このような場合や、通訳内容が深刻なものや、個人的理由で精神的に負担がかかる内容の時には、自分が対応できるかどうかを見極めなければならない。

　自分では対応ができないと分かった時には、適切な対応を講じていかなければならない。自分以外にも対応できる通訳者がいる場合は、すぐに別の通訳者に対応してもらうようにする。しかし少数言語など通訳者の数が少ない場合、また緊急で通訳しなければならない場合など自分以外に対応する者がいない場合は、患者等と医療従事者に事情を説明し、通訳を続行してもいいか確認を取った上で、医療従事者側に協力を求めていくことができる。例えば、手術や複雑な治療についての説明場面で、通訳者の医療知識が十分でないときは、医師側に図や写真を使って説明してもらったり、噛み砕いた言葉を用いて説明してもらうことである。

　しかし。そのような対応を取ってもなお医療通訳士が自分の業務能力を超えると判断した場合は、専門職としての責務を全うするために、業務を断ることができる。

5. 知識・専門技術の維持・向上

「医療通訳士は、業務上必要な知識・専門技術を常に維持向上するように努める。」

　医療通訳士は、業務上必要な知識・専門技術を常に維持向上するように努めなければならない。業務上必要な知識とは、言語知識（日本語―通訳言語、日本語―手話）、医療知識、医療用語、対人援助の基礎技術（傾聴の姿勢や患者の自己決定、主体性の尊重など）、通訳理論・通訳倫理であり、専門技術とは、通訳技術、記憶術、メモ取り技術、コミュニケーション能力（適正な声の大きさや態度等）である。医療知識は日々進化しており、新しい治療技術や病気の発見が行われている。医療通訳士は、医療従事者と同等の医療知識を備えなくてはならないというわけではないが、基礎的な医療用語、身体部位の名前、治療方法の訳語は押さえておき、診療科の内容や各専門職の役割などについても知っておく必要がある。さらに通訳倫理についてもしっかりと学習する必要がある。この通訳倫理規程を使いながらさまざまな事例をもとにケーススタディをすることで、いろんな場面に対応できる判断力を身につけていくこともできる。

　また、通訳技術についてもコミュニケーション支援をスムーズに行うために、適切な訳語の選択や訳し落としをしない技能を磨いていかなければならない。通訳技術を向上させていくことは通訳にかかる時間を短縮させるので、医療従事者と患者等の理解の促進が行いやすくなり、信頼関係の構築に貢献することができる。このようなことから、医療通訳士は常に自らの技能を伸ばしていく努力をしていかなければならないのである。

6. 医療通訳環境の整備ならびに他専門職との連携

「医療通訳士は、医療従事者や社会に対して医療通訳士の役割を知らしめ、医療場面でのコミュニケーションが円滑に進むように通訳環

境の整備に努める。また、医療従事者やその他専門職の役割を理解し、連携協働していく。」

医療通訳士の業務や役割についてはあまり知られていない。医療通訳士が患者の家族や友人と間違われたり、患者等の代理や代行をする役割だと思われ、患者に関わることをすべて医療通訳士に任されたり、患者に説明や説得するように依頼されることがある。このようなことに遭遇した場合、医療通訳士は倫理規程に沿って自らの役割を明確に伝えなければならない。このような行為は、医療通訳士に対しての理解を促進するだけでなく、コミュニケーションが円滑に進むための通訳環境の整備にも繋がる。

コミュニケーションが円滑に進む環境作りとは、正確性や公平性を持って通訳するために、声がよく聞こえる等通訳しやすい環境だけでなく、患者等のプライバシーが守られ、安心して話ができるかなどが配慮されている環境でもある。

また、医療通訳士は医療従事者のような専門職について、その役割、業務範囲を理解していなければならない。そのことによって適切な通訳ができるだけでなく、患者等から相談を受けた時に、適切な専門職に繋げていくことができるからである。

7. 権利の擁護

「医療通訳士は、すべての人の尊厳と健康で文化的な生活を送る権利を尊重し、患者等の主体性を損なわない範囲でその実現に努める。」

日本の医療現場において、患者に対する権利の擁護がいまだ必要とされる現状がある。特に外国人やコミュニケーション障害がある人たちに対して、医療従事者がその人たちの置かれている状況や背景を理解していない発言をしたり、配慮のある言動がなされていないことがある。日本の医療現場は慢性的な人手不足で、医療従事者も丁寧に対応を行いた

いと思っていても、時間的物理的に困難な場合があり、日本の医療について良く知らない外国人や、医療従事者と直接コミュニケーションがとれない障害者は、そのような状況下で不安を強めてしまうのである。

　どのような人であっても、ことばができないことで医療サービスを受けられないことや、適切な医療を受けるために必要な情報にアクセスできないことがあってはならない。医療通訳士は患者等と医療従事者のことばや文化、置かれている状況をよく理解している存在であることから、すべての人に適切な医療サービスが提供されるように尽力していくことが求められる。

　このようなことから、医療通訳士は患者の権利を擁護することができる。しかし、その場合は、患者自身の問題を自らが解決できる力を削がないように、患者等の主体性を尊重して対応していかなければならない。また、権利の擁護は医療通訳士が直接的に代理や代行を行うことではなく、さまざまな患者が自らの権利を確保し回復していくための支援を行うことである。そして権利の擁護を行う場合は医療通訳士一人で行動するのではなく、対象者に権利の擁護を行う了解を得て、医療チームの人々と相談して決めて行かなければならない。

8. 医療通訳士の自己管理

　「医療通訳士は、自らのプライバシーの保護を行い、心身の健康保持と増進に努める。」

　医療通訳士は患者等と近い距離にいることから、携帯番号や個人的情報を聞かれることが多い。しかし、専門職として対応していかなければならないことから、プライベートな分野と業務のあいだの線引きをきちんとしなければならない。患者等から緊急時のために医療通訳士の個人的連絡先を聞かれることがあっても、医療通訳士の個人的連絡先は伝えない。なぜならば、医療通訳士側の問題として、個人的連絡先が他の人にも伝わり、思いもしない人や時間帯に連絡が入ったり、自分の対応で

きる許容量を超えてしまうことや、さらに患者側の問題として、患者等が医療通訳士の連絡先を知ることで、常に医療通訳士に頼ってしまう関係を作りだす危険性もあるからである。

患者等にとって重要なことは、多くの支援の資源を持つことであり、患者等が自らどの資源を活用できるかを自己決定できることである。そのため医療通訳士だけで対応するのではなく、患者等が他の機関に繋がることができるように支援していくことが求められるのである。

また、医療現場で通訳業務を行うことから、感染症の予防等の健康保持に努めなければならない。さらに、通訳業務は感情労働でもあり、患者の状況をみたり聞いたりすることは、ときには通訳者自身が二次受傷（悲惨な体験を聞くことで被害者と同じような心的外傷を受けること）に至る場合もある。このような状態を医療通訳士が一人で抱え込んだりすると、燃え尽き症候群になる恐れもあることから、メンタルヘルスケアにも心がけなければならない。

9. 専門職としての社会貢献

「医療通訳士は、公益を優先し、その能力は広く社会に役立てるために使われるものである。」

医の倫理において、医療の本質は人類愛に基づく行為であり。身分や貧富の差、国籍、宗教などに左右されることなく、すべての人の生命の尊厳を尊重し、博愛と奉仕の精神をもって医療につくすこととされている。医療通訳士の能力はこのような医療の本質に合致した目的にそって行われるべきであると言える。そのため、医療通訳士の専門的技能は、自己の利益のために行うのではなく、広く社会に役立てるために奉仕することが求められる。従って、正当な評価以外の不当な見返りを求めるために専門的技能を行使することは避けなければならない。

5. 倫理規程を広めて行く上での課題

　医療通訳士倫理規程についてざっとその内容についての解説を行った。少ない紙面での倫理規程についての説明には限界があり、今後、事例などを含めた倫理規程の詳しいテキストや、医療通訳の業務指針を含めた解説書が作成されることを望む。
　しかしながら、医療通訳士倫理規程があるだけで、医療通訳のはらむ倫理的問題は解決できるものではない。この倫理規程とともに、倫理的問題を解決していくための教育体制や相談体制が必要になる。教育体制とは、倫理規程の内容について理解していく学習や、さまざまな倫理的問題の事例を取り扱ったケーススタディを行って、事前に医療通訳士としてどのように倫理的対応を行ったらいいか、その規程を身につけていく作業である。そして相談体制というのは、医療通訳士が倫理的問題に直面したときにどのようにしたらいいか、相談できる体制を整えていくことである。
　倫理的な問題は場面や対象者によってその現れ方が異なり、それによって対応方法が異なってくる。そのため、医療通訳士は、マニュアル的に対応するのではなく、どのように対応しなければならないのか、その根拠を倫理規程に沿って判断していかなければならない。つまり、その場その場で医療通訳士自身が倫理的問題の判断を行っていかなければならないのである。しかしそのように判断できるようになるには、日ごろからの学習や医療チームとの連携、医療通訳士のネットワークによる情報交換等が必要となる。そして、これには一人ひとりが努力するだけでなく、医療通訳士を養成支援する構造的なシステムも必要になってくると考える。
　まだまだ課題は山積しているかもしれないが、医療通訳を行う者全てを対象とした医療通訳士倫理規程が作成されたことは画期的な一歩であると言える。そして、この倫理規程によって医療通訳にかかわるすべて

の人々に医療通訳に関する理解を深めてもらうことで、医療通訳の発展に貢献できることを心から望んでいる。

注

(1) 医療通訳士協議会倫理規程作成実行委員（五十音順、敬称略）座長　中村安秀（大阪大学大学院人間科学研究科）飯田奈美子（多言語コミュニティ通訳ネットワーク）伊藤美保（MINT）庵原典子（NPO 法人 AMDA 国際医療情報センター）寺嶋幸司（NPO 法人枚方市手話通訳協会）西村明夫（NPO 法人多言語社会リソースかながわ）前田オルガ豊子（近江八幡市総合政策部まちづくり支援課）南谷かおり（りんくう総合医療センター　市立泉佐野病院健康管理センター）村松紀子（医療通訳研究会）事務局　工位夏子・新垣智子

(2) 2010 年 7 月 17 日、倫理規程作成実行委員公募開始、2010 年 8 月初旬、医療通訳者対象質問紙調査開始（9 月 15 日締切、2010 年 8 月 21 日、倫理規程作成実行委員メンバー確定、2010 年 9 月 18 日、第 1 回倫理規程作成実行委員会開催（倫理規程の方向性についての議論）、2010 年 10 月 9 日、第 2 回倫理規程作成実行委員会開催（用語の確定）、2010 年 11 月 13 日、第 3 回倫理規程作成実行委員会開催（前文についての議論）、2010 年 12 月 11 日、第 4 回倫理規程作成実行委員会開催（条文についての議論）、2011 年 1 月 10 日、倫理規程草案の意見募集開始（～1 月 31 日まで）、2011 年 3 月 12 日、第 5 回倫理規程作成実行委員会開催、倫理規程完成、2011 年 7 月 9 日、第 4 回医療通訳士協議会総会（長崎）、倫理規程発表

4章　医療通訳士の教育研修システム

沢田貴志

はじめに

在日外国人人口が200万人を越えて既に5年がたち、日本国内のどこの地域でも外国生まれの住民が生活している時代を迎えている。日本の少子化と経済のグローバル化という二つの大きな流れの中で、今後当分の間は日本国内に居住する外国人の数が増加傾向を続けることが予想される。

日本の外国人人口は過去20年程の間に急速に増加したものである。このため日本では、英語以外の外国語に堪能な医療従事者や専門職の数が極めて少なく、日本語が不自由な住民は社会サービスを受ける上で大きなハンデを負っている。医療や教育などの社会サービスの不足は子どもの世代の貧困につながり、外国籍住民を社会の底辺に組み込む結果となってしまうことが懸念される。医療や公共のサービスに通訳制度が導入されるかどうかは、日本の社会の中で格差が固定されたものとなるか、共生社会に向かうかを左右する重要な要素となるだろう。

著者はこれまで27年の医師人生の中で、留学生会館の健康相談医に始まり、海外の被災地での医療救援、NPOの無料健康相談などさまざまな場で外国人の診療を経験してきた。特に20年間診療を行ってきた神奈川県の港町診療所は、横浜市という立地もあり、これまで100カ国1万人以上の外国人が受診者として訪れている。この間、自身の不十分な外国語（英語・スペイン語・タガログ語）での診療と、通訳者の介助のもとでの診療との双方を経験してきた。診療場面に立ち会って通訳を

して下さった方々は、数百人にのぼるだろう。特に 2002 年に設立された医療通訳派遣を中心事業としている NPO である「多言語社会リソースかながわ（略称 MIC かながわ）」では、研修担当の理事として医療通訳士の育成に当たってきた。

本稿では、神奈川県の医療通訳派遣システムを例にあげ、医療通訳の普及のために通訳システムの構築がどのような役割を果たすかを考えたい。なお、神奈川の医療通訳派遣制度は、現在さまざまな形で施行されている日本の医療通訳の取り組みの一つでしかないが、自治体が広く外国籍住民を対象としたサービスを展開していることが特徴的なモデルである。

1. 医療通訳の専門性と研修の必要性

医療通訳は本来高度な専門知識と技術を要する仕事である。医療通訳が難しい理由は、医療という領域が多くの専門用語を必要とすることと共に、人の生命にかかわる結果責任の大きい業務であるということがある。これに加えて筆者が強調したいのは、医療現場のコミュニケーションが極めて予測困難なものであるという点である。

そもそも医療は、人体という複雑なシステムの中で起きている病気という特殊な状況を、患者本人と医療者が協力して解決していくプロセスである。このため、たがいに伝えたいことが明確でないままにコミュニケーションが始まることも多い。例えば診断のプロセスでは、どの情報が重要か解らない状況でさまざまな情報が提示され、そこから重要と思われるものをつなぎ合わせ、ジグソーパズルをつなぎ合わせるように少しずつ慎重に全体像を描き出していく作業がしばしば行われる。全てのパズルが埋めこまれて全体像が明確になってから治療が開始されることはむしろまれであり、ある程度の情報が分かった時点で治療を開始せざるをえず、治療の成果が出なければもう一度見直しをするといった形で治療を進めざるを得ないこともしばしばである。

こうした医療のコミュニケーションでは、単に情報を伝達するだけでなく、どの情報は確度の高い情報で、どの情報は不確かな情報であるかということも伝達されなければ、誤った判断につながることも起こりうる。

　また、治療の過程で行われる「説明」も極めて個別性が高く、同じ病名だからといって同じ説明にはならない。患者側の「同意」や「疑問」にも不確かさやあいまいさが存在したり、不安や感情への配慮が必要なことも少なくない。

　こうした医療通訳の特殊性を考慮した上で、私たちが推奨する通訳のやり方は、多少流暢さが犠牲になっても、患者側・医療者側のすべての発言をできるだけ忠実に相手に伝える方法である。そのために必要な技能は、単に専門的な知識を増やすだけでは到達できない。医療の受け手と供給者双方の発した言葉をそのまま何も足さず何も引かずに、全て正確に伝達できるように訓練することも必要である。

　もちろん医療現場での守秘の重要性や、通訳の立ち位置など、医療現場での通訳に求められる姿勢についても理解していく必要がある。日本に医療通訳制度を根付かせるためには、こうした技能を持った通訳を育てることと、そうした通訳が安定的に供給されるシステムづくりが必要である。

2. 国際化最前線の神奈川の取り組み

　神奈川県では、横浜の開港当初から外国人が多く居住していた歴史的背景があった上に、県内にインドシナ難民定住促進センターが設置されるなど、ニューカマー外国人の数も多い。このため人口千人以上の外国人だけでも出身国は16カ国に及ぶ（表1）。こうした地域社会の国際化を受けて、1990年代より神奈川では医療通訳の必要性が急速に広がった。

　当初は言葉の不自由な外国籍住民が医療機関を訪れる際には、家族や

表1　神奈川県の外国人登録（2011年末）

国	人口	国	人口
中国	56,096	インド	3,290
韓国	32,372	イギリス	1,671
フィリピン	18,426	インドネシア	1,631
ブラジル	10,257	カンボジア	1,559
ペルー	7,459	スリランカ	1,412
ベトナム	6,157	ラオス	1,294
米国	5,033	ネパール	1,235
タイ	3,875	パキスタン	1,019

友人を介してコミュニケーションを図るしかなかったが、次第に国際交流関係の団体や個人がボランティアとして通訳に入ることが増えてきた。しかし、通訳の多くが研修を受ける機会もなく不安を抱えており、医療機関側も訳の正確性や守秘への疑問から利用が促進されず、きわめて限定的なものであった。また特定のボランティアに負担が集中してしまう結果となり、優秀な通訳が燃えつきて辞めていくために、人材不足が解消しないという悪循環が続いていた。

　こうした状況の中で神奈川県社会福祉協議会を中心に医療通訳をするボランティア団体や、個人の合同の勉強会「外国人医療とことばの問題を考える会」が、1999年から開始された。これをきっかけに「MICかながわ」が結成された。さらに2000年に県の諮問機関である「外国籍県民かながわ会議」が、「医療通訳制度のないことが外国籍住民にとっての最も大きな課題である」と答申し、県の国際課と医療側諸団体とMICが協定を結び、医療通訳事業が開始されることになった。

3. 適切な技能を持つ通訳を得るために

医療通訳派遣事業を行うためには、適切な能力を持った通訳が利用者

表2 医療通訳ルールの例

1. 正確な言葉のやり取り
2. 基本的医学知識の習得
3. プライバシーの厳守
4. 話しやすい態度
5. 自分の意見を混ぜない
6. 医療に関わる人材の役割を知る
7. 自分の役割と限界を明確に

側に恒常的に提供できることが必要である。このためには、募集→選考→登録→研修→評価→再研修といった流れで質の高い事業を維持しつつ人材の確保を行っていく必要がある。

現状では、医療通訳の適切な手法についての理解が普及していないため、応募者にはまず4日間の養成研修に参加していただく。ここでは団体の医療通訳についての方針をルールとして伝え、正確な通訳を行うための具体的な手法を解説している（表2）。ロールプレイを行うことで実際に実践できるかどうか演習を行い、採否の重要なポイントにしている。どんなに語彙力が優れていても、ルール通りに実行することが難しい場合は採用しない。

通訳の方法は原則として逐語訳とし、何も足さず何も落とさないようにそのまま伝えることを徹底する。メモをとることで漏れをなくし、必要に応じて辞書を使ったり医師に聞きなおしたりすることで、誤った訳にならないように注意する。

医療場面では医師の説明が複雑であったり、早すぎたり専門用語が多いなどの理由で、通訳自身が把握に困難を感じることがしばしば起きる。そこで、「わかりません」「もう一度言ってください」「専門用語を使わず別の言葉で言い直してください」といった言葉を通訳が気軽に言えるように訓練することも重要である。医療通訳には専門用語を多数覚えてほしいという医療者側の要望もあるが、医療用語の膨大であることや、同じ専門用語でも使用する場面によって意味合いが違っている可能性があることなどを考えれば、通訳が少しでも疑問があれば医師側に確認しながら通訳できるような制度にしておくことが、誤訳防止には必要であると考えている。もちろん通訳ボランティアには新聞に出てくるような医学の基礎知識はしっかり学習しておくことをもとめている。

医療に関する知識は、4日間の研修では十分ではなく、採用後に継続的な研修によって習得することが必要であるが、適性を見るために、技能に関する研修と実技のシミュレーションを選考に先立って行っている。

4. 円滑な医療通訳利用を支えるシステム

現在、神奈川県の医療通訳派遣制度は、県内の35の基幹病院を対象に行われている。広く一般の医療機関を対象にしていないのは、派遣システムのキャパシティに限界があることが一つの理由であるが、派遣先を特定し、医療機関側に担当者を置くことで、ともに協力して通訳を守り育てていくことが主要な目的である。

対象の医療機関では、通訳が利用可能であることがポスターなどで掲示されており、通訳を必要とする患者はまず病院の医療相談員に相談し、手配を依頼する。医療相談員は、かながわ県民センターに設置された派遣事業の窓口に配置されたコーディネーターに電話する。コーディネーターは、どのような場面での通訳が必要かを確認し、登録された通訳ボランティアの中から、技能が適合し、かつスケジュールが合う人を探し出す。この際、可能な範囲で状況設定が伝えられることで、通訳ボランティアは当日までに関連領域の基礎知識や必要言語を予習して臨むことができる。

当日、通訳ボランティアはまず、病院側の窓口である医療相談室の担当ソーシャルワーカーの元へ行き、患者に紹介される。通訳業務の終了後も医療相談室で報告を行うことが原則である。こうした流れは、通訳が適切に業務を行えたかどうかを確認するためだけでなく、通訳が業務に困難を感じた時にそれを相談し、早期に解決する効果も期待されているのである。

現在のシステムは、1990年代に医療通訳たちがどうして定着できなかったかという分析と反省に基づき構築した。医療通訳が定着でき

かった理由は、研修を受ける機会がなく、技術的な不安を抱えていたことも一つの要因ではあったが、それだけではない。通訳の果たす役割についての明確な合意がなく、通訳側に過大な負担がかかっていたことが大きい。日本での共同体の形成がまだ進んでいないニューカマー外国人の間では、病気になったときに経済的な負担への不安が大きかったり、心理的な重圧に対しても支援できる人的資源が不足していることが多い。このため患者の心のケア、医療費支払いの困難といった問題までも通訳が対応せざるを得ない場合が多々あった。こうした状況が医療通訳ボランティアたちに過重な負担となっていることが少なからずみられた。そこで神奈川のシステムでは、必ず医療相談員が病院側の担当者として関わり、これらの業務を引き受け、医療通訳は本来の役割に徹することができようにした。

　神奈川のシステムは、事業者である県が医療通訳を認証するが、NPOである「MICかながわ」がコーディネーターを配して派遣調整と研修を行っている。さらに、病院側の担当者である医療相談員等が窓口となり、院内の職員らとの調整を行うという構造になっている。
　こうしたシステム化を行うことで、人材が県全体で共有でき、県内の主要な病院がさまざまな言語の通訳を得られるようになった。NPO側のコーディネーターのおかげで、登録している医療通訳のそれぞれの技能を把握することができ、派遣要請ごとに適した技能を持つ通訳を派遣できるようになった。また、事前に通訳にどのような準備が必要かを伝達したり、派遣後の課題について相談に乗ったりすることも可能になった。
　病院側に担当者がいることで、医療機関側の職員に制度の円滑な利用を働きかけることができる。正確な通訳を行うためには、医師や看護師ができるだけ平易な用語を使い、主語や論旨が明快な文章を、ゆっくりと適切な長さで区切りながら話すことが重要である。こうした点で通訳が困難を感じる場合は、病院側の担当者の力を借りて、医師らに上手な

通訳の利用について働きかけることができるのである。

　一方、通訳の技能が不十分であったり、役割が適切でないなどの問題があれば、病院側の担当者から派遣団体に連絡をし、個別の指導や研修に生かすことで改善につなげることができる。

　もうひとつ重要なのは通訳スタッフの心のケアである。通訳が派遣された診療の中には、通訳の心の負担になるような場面も含まれている。癌の告知、複雑な家族関係、小児の難病など、通訳をしながら心の中に大きな負担が生じてしまうこともある。こうした場合にも医療機関側と派遣団体側に担当者がいれば相談にのり、通訳が心理的負担から業務遂行が困難になることを防ぐことが可能である。医療通訳に過剰な負担がかかり、第三者に相談をせざるを得ない状況が生まれれば、守秘が徹底できない事態へと繋がりかねない。こうした相談のシステムを作ることは、守秘を徹底させるためにも重要である。

5. 求められる財源の確保

　医療通訳に十分な謝金を支払う制度がない現状では、ボランティアなど非専従のスタッフに活躍してもらわなければ、増加を続ける需要を満たすだけの人材の確保が困難である。こうした状況では、人材を育成しながら通訳派遣を行っていくような体制が必要である。これまで多くの自治体で研修が行われたものの、事業化して継続的な派遣が実現している自治体は多くはない。京都市・愛知県など派遣実績が伸びている自治体は、いずれも派遣調整を行えるスタッフを配備していることに注目する必要があるだろう。今後日本で医療通訳の普及を図るためには、通訳育成の研修を行うだけでなく、通訳に一定額の謝金が支払えるよう財源の確保を行うことと、派遣調整のできるシステムを作ることが重要である。

　このようにシステムの構築に力を入れた結果、神奈川県では年々医療

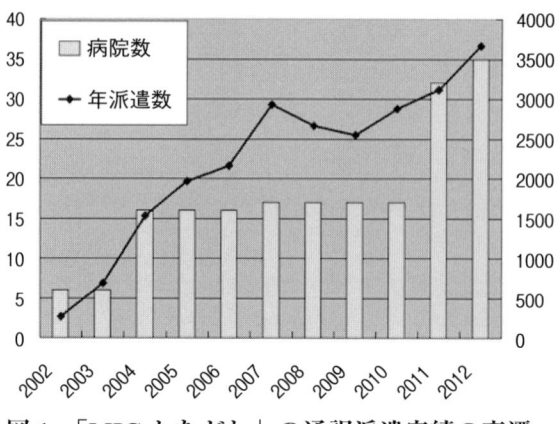

図1 「MICかながわ」の通訳派遣実績の変遷

通訳の派遣依頼が増え続け、2012年度は4000件に迫る派遣があった（図1）。しかし、他の自治体では医療通訳制度の実現は遅れており、年間100件以上の医療通訳派遣を行っている自治体は、現状では前述の京都市・愛知県など限定的なものとなっている。一定の派遣実績が実現するためには、患者負担が低額であることと、民間団体と協力して派遣調整するシステムを構築することが重要である。

神奈川では当初県の関連のNPO補助金によって事業を開始したが、現在はシステムの維持に関する部分は県が予算化し、派遣時に通訳に支払われる予算を病院と患者本人、NPOの資金獲得努力によって調整され、請求されるようになっている。

自治体国際化協会等が他の地域に紹介したこともあり、各地の国際交流協会などから研修の依頼が多数寄せられるようになった。これまでに「MICかながわ」が医療通訳養成研修に協力した自治体は16の都道県に及んでいる。

6. 今後の展望

　この数年で日本にも根を張り始めた医療通訳派遣システムであるが、まだまだ解決しなければならない点が多い。その一つに人材確保の難しさがある。神奈川の例では、患者負担を1000円以内とすることで、経済的に困難がある病人でも医療通訳を依頼できる制度を維持しているが、通訳への謝礼は一回3000円で交通費程度になっている。これでは活動できる人の層がかなり限られてしまう。

　英語・中国語など人材が豊富な言語であれば、ボランティア精神にあふれた熱心なスタッフたちによって人材調整ができているが、もともと人材の数に限りがあるアジアの少数言語などでは慢性的な人手不足となっている。ベトナム・カンボジア・ラオスなど新しい移民の人口集団では、有能なポテンシャルのある通訳のほとんどが、まさに家計を支えなければならない働き盛りの世代である。いかにボランティア精神が旺盛な人であっても、所得の一部が補てんされるような謝金のシステムにならなければ、頻回に通訳に出かけることは困難である。必要とされている全ての言語で質の高い通訳が確保されるためには、せめて派遣によって失われる所得の一部でも補てんできるような財政基盤が期待される。

　医療通訳が介在することで医療が正確かつ効率的に行われることについての社会の理解が進み、財源が広がることが制度の安定化には必要である。

　北米や欧州・豪州などの移民受け入れの先進国では、医療機関に対して通訳の利用を義務付けたり促進する制度が作られている。これは、移民の健康を権利として守るという目的と同時に、通訳をつけた方が診断や治療が効率的に行われ、かえってソーシャルコストが下がるという考えに基づいている。

既に述べてきたように医療通訳の人材確保には、現場実習を含む十分な研修が必要である。守秘が必要な医療の場で実習をするためには、業務を行いながらの実地研修にならざるを得ず、通訳を育成するためには、まず医療通訳が活躍できる医療機関の整備を行う必要がある。近年、海外からの病人の受け入れなども含めたさまざまな目的での医療通訳育成の試みも検討されているが、自治体レベルで地域の医療通訳システムを整備することが、人材育成のために一番の近道であると考えている。救急医療を円滑にし、感染症の減少に貢献するなど、地域社会の健康を守るためにも有効な事業であり、行政の支援・市民社会の参加と貢献・医療関係者の協力による全国での制度化が望まれる。

第二部

医療通訳士の役割

5章　病院における医療通訳士の役割

南谷かおり

はじめに

　医療通訳士とは日本語が不自由な外国人患者と医療従事者の間に立ち、コミュニケーションを円滑にするという重要な役割を担っている。診療の現場で双方の言語を理解できるのは医療通訳士のみであり、良質な医療を行うための鍵を握っていると言っても過言ではない。医療通訳士はその任務を果たすために、言語は勿論のこと、それ以外に必要な知識も習得して通訳に臨む。しかし、どんなに座学に励んでも、医療現場で体験して学ぶOJT（On the Job Training）でしか得られないことは多々あり、それらには何事にも代えがたい重みがある。テキストをいくら読んで想像力を働かせても、見たことがなければ間違った認識でいることが少なくない。例えば「バリウムをお尻から注入し、患者を逆さにして回す注腸検査」と聞いて、読者はこの検査法を思い浮かべることができるだろうか。このような不可解な検査でも、一度見てその意味が理解できれば通訳し易い。まさに、「百聞は一見にしかず」なのである。

1. りんくう総合医療センター

　人工島である関西国際空港から一駅のところに位置する当センターは、旧市立泉佐野病院、感染症センター、泉州救急センターからなる総合病院で、駅や高速道路や港に近く、空・陸・海とアクセスの良さを兼ね備えている。加えて、近隣には大型宿泊施設や大阪府立大学獣医臨床

センター、国際交流基金関西国際センター等、外国人観光客や留学生が集う施設があり、以前から外国人患者の多い病院であった。しかし特に外国人の受診に対して対応策を講じていたわけではなく、言葉が通じない患者の受け入れに現場の医療従事者たちは毎回苦労していた。そこで当院は 2006 年 4 月に国際外来を立ち上げ、筆者を担当医師に据え、OJT を兼ねて医療通訳士を常駐させるという解決策に乗り出した。当初は 7 名の英語医療通訳士で始まった医療通訳システムだったが、年々応募者数が増え、現在は英語、中国語（北京語、広東語、福建語、上海語、台湾語）、スペイン語、ポルトガル語、タガログ語、マレー語で総数 80 名を超す通訳者が病院に登録されており、シフトを組んで通訳を行っている。

2. 当院の通訳システム

　当院では、ホームページや新聞、雑誌等を見て医療通訳士に応募してきた者に対して、面接や小論文で言語能力を量り採用を決めている。最初はみな「認定外国人サポーター」となり、医療通訳士倫理に沿ったオリエンテーションを受け、先輩ですでに独り立ちした医療通訳士と共に行動する。ペアで動くと相互に学べることも多く、また誤訳防止のチェック機能にもなる。一人が通訳し、もう一人は後に報告書に記載する通訳内容のメモ取りをする。時に会話のなかで解らない単語が出てきても、一人は通訳を続けてもう一人が辞書を引くこともでき、また、外国人ネイティブと日本人が組めば、お互い足りない語彙力を補い合える。
　そして通訳が終わった後には、必ず通訳控室で報告書を作成する。報告書を書くことでその日の通訳内容を見直し、理解が不十分だったことに関して自分で調べたり、他の通訳士に相談したり、医療従事者に質問することもできる。通訳控室には解剖学アトラスや参考図書が置いてある他にインターネット環境も整っていて、色々検索できるようになって

いる。また、報告書に記載しておけば次回の通訳者が異なっても、患者のそれまでの履歴が閲覧でき、経過を知ることであらかじめ病気についても予習できる。

　医療通訳士が効率よく活動できるよう、通訳士に患者の疾病を予習するため事前に連絡したり、産婦人科の通訳には女性、泌尿器科には男性と割り振ったり、通訳内容の難易度に応じて対応可能な通訳士を人選するなど、これらの調整はコーディネーターが担っており、その存在は重要である。コーディネーターは常にどの患者が何科を受診するか把握しており、複数の患者の診療が重なる場合は優先順位をつけて、通訳士とサポーターの配置を考え交通整理を行う。患者が診療とは関係ない日本語の書類を訳してくれと持ってきたり、インフルエンザのワクチンはどこで接種しているのかと問い合わせてきたり、健康保険を変更中で使用できなかったりと、医療通訳士が自力で対処できればそれに越したことはないが、大抵はコーディネーターがこのようなハプニングに対する解決法を的確に判断して関係部署につなぐ。また、医療通訳士が医療現場で受ける精神的ストレスを軽減するため、相談に乗るのもコーディネーターの役目である。

3. 外来患者の通訳

　当院では通訳者は外国人患者に最初の受付から最後の支払いまで付き添い、あらゆる場面で患者をサポートする。初診受付では外国語の記入用紙を用意しているが、日本の医療保険に加入していない場合や、連絡先が友達の住所になっているなど、想定外の場合に通訳士が介入する。各科における問診票も、たとえ記入用紙が外国語に翻訳されていても、答えを外国語で書かれると通訳が必要となる。通訳士が質問の内容を当該言語で説明し、患者から的確な答えを聞き出すことで、何科を受診するのが適切か判断し易くなる。例えば女性患者が腹痛を訴えて来院した場合、いつからどの辺がどのように痛いのか、下痢や便秘を伴っている

か、生理は順調か、妊娠の可能性はあるかなどの情報が通訳を介して得られると、受診するのが総合内科、消化器内科、または産婦人科なのか見当がつくようになる。

　当院では診察までの待ち時間が長く、その間通訳士とサポーターは患者に付き添い一緒に待つか、あるいは診察直前に各部署から院内 PHS で呼んでもらっている。患者の横で待つ場合、事前に患者の話を聞くことで、話すスピードや言語のアクセントに自分の耳を慣らすことができ、また、得た情報を頭の中で整理することもできる。実際に診察が始まると、限られた時間で緊張している患者が訴えを順序立てて話すことは少なく、話が飛んだり途切れたりするなかで、あらかじめ内容が解っていれば通訳し易い。患者が重要な情報を言い忘れたときにも、気付いた通訳者が患者に問いかけて話を促すこともできる。

　医師が直接当該言語で患者と話すことができれば通訳士は必要ないという意見もあるが、それで診察自体はスムーズに行えたとしても、一歩診察室を出るとそれ以降医師は付き添えない。患者が MRI 検査を受けに行けば、ペースメーカーや金属を体内に埋め込んでいないか確認されたり、時には造影剤の同意書にサインしたり、内視鏡検査の場合は前処置が正確に行われなければ消化管内に食物残渣を認め、せっかくの検査で何も見えずに無駄に終わる可能性がある。検査以外に会計でも通訳が必要になるケースは少なくない。医療費を支払えない場合は患者に理由をたずね、現金が足りなければ近くの ATM に案内したり、入院費など高額の場合は分割払いにすることで完納したケースもある。薬代は院内処方だと病院での会計に含まれるが、院外処方の場合は別途薬局で支払うことになる。

　院外薬局で外国人が困るのは薬の説明である。診察室ではどういった種類の薬を処方するかの説明はあるが、実際手元に薬がないため詳細については薬局まかせになる。薬局では渡された薬袋に薬剤情報は入っているが、全て日本語表記のため外国人には理解できない。服用法も解るのは数字のみで、回数か、日数か、錠剤の数なのか解らない。薬の効能

や飲み方が解らないため、せっかく薬を購入したが飲まなかったという話を外国人患者からよく聞く。これでは、長時間待って受診した意味がない。外国人の診療を行う場合は、コミュニケーションが不自由なことを念頭に置き、あらゆる場面を想定して提供した医療が完結するよう考えなければならない。そのためには最初から最後まで医療通訳士が同行するのがベストと思われる。

4. 入院患者の通訳

　入院することになった患者には、たくさんの書類が渡される。入院に関するさまざまな情報が満載の「入院のしおり」に始まり、「入院誓約書」、「入院医療費の計算（支払い）について」、「食物アレルギーチェックシート」、「栄養状態の問診票」、「入院診療計画書」、「常備薬についてのお願い」「病衣やテレビレンタルの申込書」など量が多く、内容も複雑で、日本語でも読むのに苦労する。さらに、入院目的が手術の場合は、これに加えて、手術、麻酔、輸血、血液製剤、深部静脈血栓の予防等に関する説明書と同意書が渡される。優秀な医療通訳士でも、これら全てを即興で訳すのは困難であろう。医師に日本語で解り易く説明してもらいながら訳すか、あるいはあらかじめ用意された翻訳書類を用いて患者の理解を促すのが最良の方法だと考える。

　最近の傾向として、説明書には起こりえる手術のリスクや合併症が全て盛り込まれており、それを聞かされる患者は不安に陥りがちだ。「怖い話ばかりして、医師はそんなに自信がないのか」と外国人患者に問いつめられたこともある。込み入った話し合いの時には医療通訳士は両者が伝えようとしている趣旨を汲んで、双方の信頼関係が損なわれないよう上手く通訳する技能が望まれる。通訳の正確性とは単語を忠実に訳すというより、文章の意味を理解してその意図を伝えることである。

　以前、「軽快」という単語の翻訳で、症状が軽快なのにリズムが軽快という意味で訳した例があった。使い方によっては単語の意味が変わる

こともあるため、通訳士は常に自分や患者が正しく理解できているか確認しながら通訳を進めていくことが、誤訳を回避するコツである。

　入院患者は外来患者と異なり、病院で暮らすことになる。長く滞在すれば顕著になってくるのが生活習慣や食生活の違いである。大部屋に入った患者は他の患者との共同生活を強いられ、病院の規則に従って生活することになるが、文化や宗教が異なると常識も違い、トラブルに発展するケースもある。以前産科病棟で、ブラジル人患者の出産祝いに駆けつけた親戚一同が部屋で騒いで、ケーキに蝋燭を立て火をつけようとした事件があった。院内では引火はご法度で、火災報知機が作動しかねない。幸い相部屋の患者の通報により事なきを得たが、入院患者は病棟に24時間滞在するため、コミュニケーションが成り立たないと病院スタッフも患者もストレスを抱えることになる。当院では病棟で使用する説明書を頻度の高い順から翻訳しており、この書類を活用しながら、医療通訳士の常駐している時間帯に外国人患者と主治医、担当看護師、栄養士、薬剤師等が話し合いの時間を持てるよう調整している。

5. OJT

　医療現場に慣れていない通訳者が病院で活動し始めると、想定外のことが次々と起こる。実際に法廷通訳や教育現場で働いているプロの通訳者でも、医療現場での独特な言い回しや病名の難解さには戸惑いを覚える。もともと医療者と患者では医学の基礎知識が大きく異なり、この差を埋めるべく説明するのは至難の技である。外国人患者に医療知識がある場合は少しの説明で多くを理解してもらえるが、患者が非識字者の場合などは説明するのも容易でない。

　また、日本語は同じ発音の単語が多く、聞いただけでは間違えることがある。深部静脈血栓予防に使用する「弾性ストッキング」を、患者が男性だったために「男性ストッキング」だと勘違いしたケースがあった。他にも「血液検査の結果で肝機能が上がっています」と医師が言ったの

を、指標となる酵素の数値が上がっている意味だと解らずに肝機能が上がっているのは良いことだと思ったり、胸部レントゲン写真を見ながら医師が「胸はきれいですね」と言ったことが肺ではなく乳房だと思ったり、医師の言い方にも問題はあるが、医療現場での経験がないと医療者では想像もつかない間違いが起こりうる。「じかくはないけど、じかくがあります」という意味が読者には解るだろうか。漢字にすると「自覚はないけど痔核があります」。日本語は本当にややこしい。

　言葉以外にも例えば、血を見ることや手術が生理的に苦手な通訳士がいる。全身麻酔による手術の場合、通訳は麻酔導入時と覚醒時に必要だが、術中は退室可能である。しかし局所麻酔の場合は、意識のある患者に質問したり確認したりする必要があるため、医療通訳士の同席を求める場合が多い。実際、眼科の手術では見開いた眼を直接メスで切るのが見え、子宮内膜掻爬術では痛がる患者のうめき声を聞き、下肢の手術では露出した筋肉からの出血を横目に通訳する。医療従事者にとっては想定範囲内の光景だが、病院に縁遠かった人にとって医療通訳士になるためには、このような類の覚悟も少なからず必要である。

　医療通訳士を目指す人は、外国人患者を助けたいという思いと同時に、人の役に立つことにやりがいを感じていることが多い。当院でも、多くの通訳士が遠方から通っているのに長続きするのは、患者や医療従事者からの感謝が原動力になっているようだ。

　しかし、このようなボランティア精神に溢れる医療通訳士たちは、時としてこの優しさが仇となり、苦しむこともある。医療の現場では出産や、病気が治ったという嬉しいニュースも多々あるが、死産や癌の告知、余命の説明や抗がん剤の治療など、精神的に辛い内容の通訳を強いられることもある。不幸にも、患者や家族のやり場のない怒りやストレスのはけ口が医療従事者や通訳士に向けられることもあり、心的外傷を受けた医療通訳士は苦しみ、仕事に復帰できずに辞めてしまうケースもある。

　当院で、妊娠中絶の通訳は人殺しに加担するようでどうしてもできな

いと申し出た通訳者がいた。当事者である若い妊婦はカトリック信者で、仕方なく中絶を決意したが背徳行為だと泣いていたため、それがいっそう通訳者の良心を苛んだ。医療通訳士は己れの心身の健康保持に努めなければならないが、それが自力で難しい場合は、一人で問題を抱え込まずに医療者やコーディネーターに相談することで早期の解決法を見出して欲しい。

おわりに

　外国人診療の要となる医療通訳士の役割は重大で、そのため医療スタッフからの通訳業務に対する要求度も高い。医療通訳は当直している医師と同じで、どんな症例の患者が来院してもぶっつけ本番で対応しなければならない。医療の基礎知識がない医療通訳士にとっては、大きな重圧である。これを軽減すべく病院側は、スタッフ同士連携して協力体制を組み、医療通訳士が活動し易い環境を提供しなければならない。また、医療通訳士自身は、早口で長く話す医師には区切って話すよう頼んだり、困った時はコーディネーターや近くの職員にたずねるなど、病院のサポートを最大限利用しながら、機転をきかせて冷静に対応する術を学ぶ。問題発生時にはどの部署に相談できるのか、あらかじめ把握しておくとよいだろう。これらのノウハウは、医療通訳士が医療現場で経験を積みながら習得していく。似たような場面に繰り返し遭遇しながら学習し、医療従事者や患者の信頼に応えることで、将来的には外国人診療において確かな地位を築いていくと期待したい。

　質の良い医療通訳士を世に送り出すためには、病院におけるOJTが不可欠であると考えるが、国内でOJTの場を提供している医療機関は数少ない。医療通訳士に必要な知識を習得した人たちが医療現場で能力を発揮できるよう、国内における研修施設の早急な整備が求められている。

6章　コミュニティ活動における
　　　医療通訳士の役割

村松紀子

1. 個人的なモノローグ

　最初から医療通訳者を目指したのではない。
　外国人を支援していたら、そこに医療通訳が必要な場面があったから、通訳をしただけのことだ。そこは病院や保健所だったけれど、ハローワークや入国管理局の窓口、学校でも同じだった。特別な場所であるという認識はなかった。医療通訳の怖さも、専門用語の難しさも通訳倫理も知らなかった。そんなことよりも目の前の困っている外国人を助けるために一緒に診察室に入って通訳をする。それだけのことだ。自分がその場所での通訳者としてふさわしいのかどうか、そんなことはどうでもよかった。もし、困っている人がいて自分にほんの少しでもその人を助ける能力があれば手を貸すだろう。たとえ通訳経験や技術がなくても、両言語が同じように流暢に話せなくても。
　でも、本当に医療通訳はこれでいいのだろうか？
　通訳経験のある人や医療通訳の怖さを知っている人たちは、そうした未整備な場面での未熟な通訳が危ないことを理解していた。通訳を使い慣れないユーザー、通訳者自身の歯止めのきかない親切心、患者からは身近な人として保証人や立替など医療以外の期待がかかる。もしこのままにしていたら、医療通訳の怖さを知らない通訳者か、もしくはその怖さを知りながら逃げられない通訳者しか残らない。
　医療通訳を個人任せのボランティアでやる限界はそこにある。善意や

同情心ではじめても、それはどこかの時点でくじかれてしまう。善意だけでやるには医療通訳は重すぎる。

　通訳の専門的な勉強をする機会がなく、経験だけでやってきた通訳者には、医療現場の通訳をするにあたって足りないところがたくさんある。医療現場は医療資格を持った専門職の現場であり、そこで通訳をするものだけがアマチュアでは、正しい治療に支障をきたす。ひいては患者のためにならない。専門的なトレーニングが必要であることを医療通訳者自身が自発的に理解しなければならない。しかし、それは大変なことだ。だって経験だけはあるから。

　医療通訳者を志す人にはさまざまな動機があるだろう。自分自身が言葉の違う国の病院で心細かった経験があったから、あるいは家族や友達が病院で困っているから、得意な語学を活かしたいからなど、その動機はどんなものでも構わない。しかし、医療職はすべて何らかの使命を帯びて職業化されている。医療通訳だけが例外というわけにはいかない。もちろん社会が医療通訳の必要性を認め、また医療通訳者が専門職であることを認め、環境整備していくことが大切だが、それはコミュニティにあって医療通訳者自身に必要な自覚でもある。

2. 医療通訳はオーダーメイド―多様化する在住外国人―

　私たちが通訳をする相手は「人」だ。コミュニティ活動における医療通訳者は決して患者の病気だけをみているのではない。患者は病気だけでなく、家族の問題やお金の問題、在留資格の問題や仕事のトラブル、異文化ストレスなどを抱えており、それが病気に影響している可能性も少なくない。それらの問題が病気の原因になっていることもある。いろいろな問題を抱える患者の全体を支えることが必要となる。

　そこで医療通訳者には、正しい通訳をするためにコミュニティにいる外国人がどんな人たちなのか、どんな経緯で日本にいるのかの正しい背景知識が必要といえる。

在留資格や日本語能力、日本社会や地域社会とのつながりによって、外国人患者それぞれが持ちうる社会資源の質や量は違う。もちろん、外国籍だからと言って日本語ができないわけではない。逆に日本国籍でもあまり日本語に通じない人もいる。日常会話は流暢だけど漢字が読めない人もいる。読めても書けない人もいる。日本での暮らしのほうが長くなり、母語よりも日本語のほうが話しやすいという人たちもいるだろう。通訳を使うか使わないかはあくまでも患者本人が決めることだということも忘れないでほしい。また、日本語ができたとしても、日本の制度たとえば「後期高齢者医療保険制度」や「労災保険」などが自分の国にない場合は理解が難しいこともある。たとえ医療通訳が必要でも、どのレベルのものであるかはその人や場面によって違い、それらは治療同様、個人差のあるオーダーメイドである。
　また、必要とされる言語は英語とは限らない。実際の外国籍住民数や医療通訳実施団体の通訳実績をみると、中国語、ポルトガル語、タガログ語（フィリピノ語）、スペイン語、タイ語、ベトナム語といった英語以外の医療通訳が必要となる場面が少なくない。その場合医療職での対応が難しい上に、医療通訳のできる人材が不足していることが、日本における医療通訳の問題である。

3. なぜ医療通訳は必要なのか

　「郷に入っては郷に従え」という諺は、よく在日外国人の言葉の問題を議論する際に出てくる言葉である。海外に行ったら、先ずはその国の言葉を勉強する。それが無理な場合はガイドや通訳を付ける。同様に日本に来る外国人も日本の言葉と習慣を1日も早く身につけるべきであり、それが出来ない場合はコミュニケーションのための手段を自分で用意するべきである、という考え方である。そんな大昔ではなく、数十年くらい前、日本が貧しかった時代、海外に出た日本人は、ある人は移民として、ある人は留学生として、ある人は仕事で、想像を絶する努力を

して必要な語学を習得し、その地に根付いていったことだろう。同じように、日本に来てまだ日が浅い人、日本語が十分に出来ない人々も、忙しい仕事や子育て、勉強の合間に、それぞれの力で日本語と日本社会に溶け込もうと努力している。

　ただし、病気になった時の言葉の問題は、一般的な日常会話の問題とは少し異なるのではないか。日本に来た時は若くて元気だったけど、無理をしすぎたり、ストレスを抱えたり、運悪く病気になってしまった人や、もう何年も日本に住んでいて加齢による不調に悩む人もいる。生活が安定してくれば、子供も産むし、親族訪問で高齢の親を呼び寄せる。病気になるリスクは人それぞれだけれど、生活を送る中で病気になればもちろん病院に行く。定住化、永住化するほどに医療は身近なものになってくる。

　しかし、病院は非日常の空間である。日本人でも少し敷居の高い場所である。難しい専門用語が出てくる。最近は、分かり易く説明してくれる医師が増えてきたけれど、患者から見れば医師はとても偉い人で、言い返してはいけないとか、馬鹿なことを聞いてはいけないなどと思うし、緊張する。あまり、きちんと理解していなくても、つい「はい、わかりました」と答えて、後で通訳に「あれはどうだったのだろう」と聞いてくることもある（連利博編『医療通訳入門』2005、松柏社）。

　また、患者は心や身体の不調を抱えて病院に行くので、普段は日本語が堪能な人でも、熱や痛みで本来の母語ではない日本語が出にくくなってしまう経験はあるのではないか。医療現場における母国語サポートは、いつもは日本語で頑張っているけれど、病気の時くらい母語できちんと治療を受けられるセーフティネットのひとつであると理解したい。

　現在、助け合いや善意の上で成り立っている医療通訳であるが、その職業的資質から考えると、厳しい質の管理が必要になって当然である。医療通訳の原則は、医療従事者と患者の言葉を感情や私見を交えず、100％正確に伝えることである。こうした当たり前のことができてはじめて、医療従事者の言葉がすべて患者に伝わるのである。それはつま

り、通訳者が技術的に未熟で、誤訳をしたり、わからない言葉を飛ばしたり、自分の意見を加えたりすると、医師からの説明は100%正確に患者に伝わっていない、また患者も100%正確に医師の言葉を理解できていないということになる。

医療通訳の問題は、報酬やシステムの問題と共に、この医療通訳者の資質と技術の問題が非常に大きい。診察の現場にいる医療従事者はすべてプロである。そこにアマチュアの医療通訳者が入る危険性についてあまり言われないのは、ボランティアだからという甘えと遠慮があるのかもしれない。医療通訳者にはOJT（On the Job Training）はありえない。すべてのケースが命に関わるかもしれないのであり、だからこそ、医療通訳者はどのケースにもベストをつくし、言い訳をしてはならないと考える

4．コミュニティの医療通訳者として知っておきたいこと

通訳技術

高い語学力は理想とするところだが、語学力だけに頼るのではなく、より正確な通訳を心がけるために、日ごろの通訳訓練やメモ取りといった通訳の基本を軽視しない。高い技術をもつ通訳者ほど、こうした訓練や技術を駆使して、一つでもエラーを減らすように日々努力している。また、通訳者には問診票や同意書、入院の手引きなど漢字まじりの日本語を読む能力を求められる機会も多く、実際に日本語の文章を外国語で読んでいく、またはその逆の能力も必要とされるだろう。

最低限の医療用語、治療過程について

医療通訳者が医療用語や病気の原因、治療の過程などについて学ぶのは、正しい通訳をするためである。医療通訳者は医師ではない。診断や治療方針の決定には基本的には口出しをしてはならないし、きちんと学んだ医療通訳者なら口出しがどんなに危険なことか理解している。患者

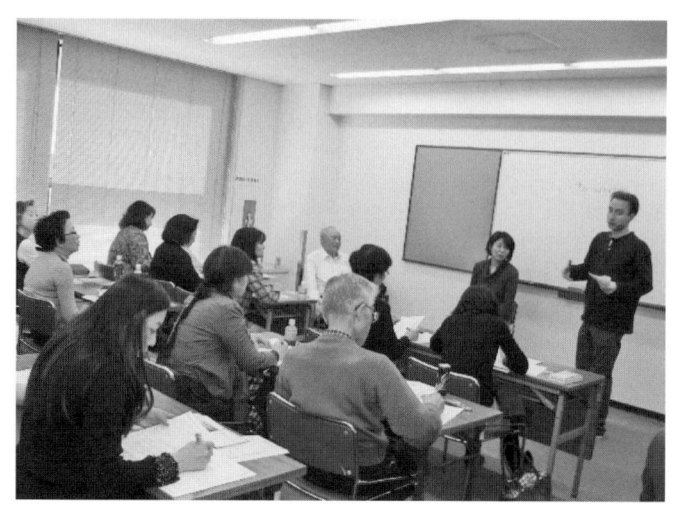

医療通訳研究会（MEDINT）では、地域で活動する通訳者なら誰でも参加できる言語別勉強会と医療勉強会を提供している

と家族は言葉の通じる医療通訳者を病院の関係者だと認識して、さまざまなことを聞いてくるが、軽はずみなアドバイスや推測は慎むべきである。いわゆる「ミニドクター」になったつもりで、治療に口出しをする通訳者は病院や患者に信頼されないばかりか、治療の妨げになることを心得ておくべきである。

日本の病院・保険システム、専門職の役割について

　日本の病院はシステムとそれを支える専門職の上に成り立っている。担当する部署や専門職を理解していれば、より効率的に適切なコミュニケーションにつなぐことができる。また、単語を置き換えるだけでは理解されない言葉も少なくないため、制度の概念を理解していないと本人が理解できる言葉に訳すことはできない。たとえば「介護保険」の制度のない国、あっても日本の制度とは違う国の人にとって、「介護保険」と直訳するだけでは、何の保険なのかわからないだろう。「ソーシャルワーカー」も言葉としてはあるが、病院のソーシャルワーカーが何をす

る人なのか、どういう時に相談し、どんな知識があるのかが理解できていないと、患者に正しく伝わらず、医療相談までつなぐことができないかもしれない。

対人援助技術について

　医療通訳者は、患者との間のコミュニケーションの調整を行う。そのため、患者とその家族に対する配慮や、話の聞き方、対人援助の技術についても最低限知っておく必要があるだろう。

　その中には仕事を続けるためのケアも含まれる。医療通訳は言葉の橋渡しをするだけではあるが、その言葉は一度通訳者の頭と身体を通過する。「忘れる」ことは通訳者の大切な才能の一つだが、得意不得意がある。医療通訳者はボランティア精神のある人が多く、共感性の高い人が少なくない。患者との距離感においては看護師に近いものを感じることもある。悲嘆の場面では心が震えるし、患者や家族が混乱した場面では彼・彼女は動揺するだろう。そうした感受性をもっていることは、決して医療通訳にとってマイナスではない。むしろ人の悲しみを何とも思わない人よりは、共感もって聞くことのでき、その人に寄り添うことのできる人のほうが、医療通訳者には向いている。しかし、動揺して通訳ができなかったり、泣いてしまっては、医療通訳本来の役割を果たせない。

　自分自身の性格をよく知って（自己覚知）、場面場面で適切な態度をとり、質の高い仕事を続けるためのケアが行えることが医療通訳者にとって大切な資質となる。

異文化理解

　自分の担当するコミュニティや言語について、最低限の文化的な理解はもつように情報収集をしておく。これについては患者や家族から学ぶことも多い。

通訳倫理

　倫理については本書第3章で解説がなされているため、ここでの重複は避けるが、倫理規程は必ずしも医療通訳者を縛るものではなく、動きやすくしてくれる羅針盤であることを自覚したい。迷った時などに、よりよい医療通訳者の態度を選択するための基準として使いたい。迷ったとき、相談する人がいないときに、倫理規程を思い起こすことで正しい判断を下すことができるものである。倫理規程は常に復唱し、自分自身のものとして深く理解しておくことが、よりよい活動の指針となるのである。

5. コミュニティの医療通訳者はいかにあるべきか

　地域社会に住む外国人が利用する医療や福祉、教育、司法、行政などさまざまな公共サービスの場での通訳をコミュニティ通訳もしくはパブリックサービス通訳と呼ぶ。それらに共通していることは、通訳するにはその分野での専門知識が必要であるということである（水野真木子『コミュニティ通訳入門』2008、大阪教育図書）。

　また、コミュニティ通訳の分野は大きく司法通訳、医療通訳、行政通訳、学校通訳に分けられるが、実際には、2つ以上の分野にまたがっての通訳も存在する。医療通訳はコミュニティ通訳の1分野である。具体的に問題を抱えている人は、一つの問題だけでなく複合的に絡み合っていることが多い。

　ドメスティック・バイオレンスの被害者は、その治療だけでなく、帰宅することが危険であれば、専門相談窓口へつなぐ行政的な支援とともに、保護命令や離婚調停、裁判などの司法的な支援を必要とする。患者にとってはそれらがひとつの流れになって存在する。だから、どこまでが医療通訳でどこからが司法通訳分野なのかの、専門分野の線引きはむずかしい。脳血管疾患の患者の場合、回復期リハビリ病院への転院や帰宅準備、傷病手当金の請求、障害者手帳の申請、介護保険の認定、介護

サービスの利用と、仕事は続く。交通事故や精神疾患、児童虐待、労働災害、HIV／エイズ、難病などは、治療だけでなくその先に続く社会復帰やコミュニティへとつながっていく。

　また、診察の場面では患者と医師の間には知識の差がある。会話が一方通行になりやすいのも特徴のひとつと言える。日本の医療現場は医師の診断の要素が強く、患者が質問をしたり希望を伝えたりする場面が少ないので、その点について不満を抱く外国人も多い。逆に患者は、当事者ではあるが医療の専門家ではない。こうした医師と患者の距離感の調整が、医療通訳においてとても難しいと感じることがある。これは他のコミュニティ通訳と共通する課題でもある。

　患者が使う言葉は、住んでいる国や地域による違いのほかに、受けてきた教育レベルによる違いも小さくない。慣れていない通訳者の場合、患者がどのレベルの言葉を使うかを、あいさつや雑談の中でリサーチしておく。できるだけ患者にわかりやすい言葉を通訳の中で使う配慮が必要だ。「国保」や「いじめ」などの言葉は、訳すよりも日本語でそのまま伝えたほうがわかりやすいこともある。

　医療通訳する際には患者の文化的背景が大きくかかわってくる。薬や治療に対する概念、病院や保険の使い方、医師とのコミュニケーションから死についての考え方や宗教観まで、こうした文化背景もまた医療にかかわる大切な要素である。

6. これから「医療通訳士」を目指す皆さんへ

　ここまであえて「医療通訳者」という言葉を使ってきた。どのような場面であっても、医療現場で通訳をするにあたっては、医療通訳者としての自覚と技術が必要なことは言うまでもない。「医療通訳者」と「医療通訳士」との違いは、倫理規程にある「専門職としての社会貢献」にあると思う。自分の業務をこなすだけでなく、医療通訳士の皆さんには、これからの医療通訳士の在り方について、広い視野で一緒に考えて

ほしい。

　今後も医療現場における言葉の問題はより深刻化すると予想される。80年代に日本の経済発展とともに急増した外国人は、その後定住化し、当時働き盛りだった人がこれから年を重ねて、医療機関にかかる機会が増えることはあきらかだ。認知症がすすみ、日本語を忘れて母語しか話さなくなっている人もでてきている。最初は出稼ぎで来日した人たちも、重篤な疾患や精神を病むようなことがあったとき、家族や友人のいる、医療設備の整った日本で治療したい、最期を迎えたいという人も増えている。こうした希望に日本の医療現場がどう対応していくか。医療通訳士の役割もより大きなものになっていくだろう。

　また、国際的な人の移動はこれからも活発になり、国境を超える医療が増えてくることが予想される。日本人が海外に行って治療することも想定される。医療におけるコミュニケーションは、より多様な形で展開していくだろう。自らを型にはめることなく、医療現場のコミュニケーションを調整する仕事として広く医療通訳士を考えていってほしい。

　最後に、医療通訳士は報われることの少ない仕事かもしれない。求められる専門性は高く、小児科、産婦人科から感染症、精神科、歯科まで、さまざまな診療科に対応していかねばならない。常に技術を磨き続けなければいけないし、つらい現場にも立ち会う。患者の嘆きや家族の悲しみ、自分の力不足や無念さを感じることもあるだろう。また、病気が治ったからといって、必ずしも患者と家族のゴールとは言えないところも、医療従事者同様、医療通訳士の難しいところだ。医療従事者よりも患者との距離が近い分だけ、治療場面だけでなく、治療費の問題や滞在の問題、家族関係の調整や補償問題などのサポートが退院後も続くかもしれない。

　それは患者にとっては同じ流れの中に存在しているため、コミュニティの医療通訳士にとって一連の流れをどこかで切ることは非常に困難だ。したがって、医療現場での通訳が終了したとしても、今度は形をかえて他の通訳が継続していく可能性も少なくない。医療通訳士は医療現

場という点を支える役割であると同時に、その患者と家族を社会とつなぐ線の役割も果たしうる。病気だけを見ていては本当の意味での患者と家族の支援にならないことを自覚しておかなければならない。

　それでも、私たちが医療通訳士を目指すのは、外国人患者にとって、ただ言葉を訳すだけではない、コミュニケーションをつなぐ温かみのある専門職である医療通訳士が必要だからに他ならない。

7章　メディカルツーリズム（医療観光、国際医療交流）の将来性と医療通訳士の必要性

西山利正

　メディカルツーリズム（Medical tourism）とは、「居住国と異なる地域並びに国を訪れて医療行為を受けること」と定義される。最近では英語圏でTourismという観光旅行的要素を嫌うグループは、メディカルトラベル（Medical travel）という表現をする場合もある。我が国では観光庁で「医療観光」という表現を、経済産業省と厚生労働省では「国際医療交流」という表現を使用している。本稿ではこのようにメディカルツーリズムを使用することにする。

　メディカルツーリズムで扱う医療行為は多岐にわたり、高度先進医療から健康診査まで、さらに、我が国では医療行為とならない、温泉入浴や薬局・薬店での薬品購入までを含む場合もあり、ヘルスツーリズムの領域と一部で重なり、曖昧である。

1. メディカルツーリズムの将来性

日本における外国人の増加

　2000年（平成12）に開始されたビジットジャパンキャンペーンにより、我が国を訪れる外国人観光客は、開始当初の500万人程度から徐々に増加し、2008年には915万人にも増加。その後、2009年の新型インフルエンザの流行、鳥インフルエンザの流行等の感染症のパンデミック、尖閣諸島や竹島問題などの領土に関する国際的な政治課題、近年の

円高などの経済問題等々が影響し、減少に転じていた。ところが、2013年になって円安の傾向が強くなり、再び成長の兆しを見せてきている。このように日本に居住や訪問のための外国人の実数が増大しているにもかかわらず、在日並びに訪日外国人の医療に関する問題は未整備のままである。

　基本的に日本人であろうが、外国人であろうが、疾病というものは、人間が生きていく上で一定の頻度で必ず発生するもので、我々日本の医療に関係するものは、これらの在日並びに訪日外国の方々に対して、健康で安全な居住並びに観光を提供できる体制作りの必要性に迫られている。「ようこそ日本」と言って我が国にきてもらっているにもかかわらず、「疾病になったら知らないよ」ということでは、成熟した国とは言えないと考える。

我が国における医療の特性と外国人医療の問題点

　我が国の医療水準は決して他の先進諸国に劣るものではないと考えられる。特に、平均的医療水準は世界で最も優れた国の一つであると思われる。

　我が国の医療制度は、他の諸外国と比較して独自の進化を持った「国民皆保険制度」によって行われている。この制度は、我が国の医療機関において、正規に居住している、または正規に就労している日本人や外国人にとって、医療の供給という点できわめて良好な環境で機能している。ひとたび医療保険加入者並びにその家族が、何らかの疾病に陥った場合、この制度は老若男女を問わず、医療施設を受診するアクセスを良好にし、世界で最も低い乳児死亡率や平均寿命をもたらしている。従って、この国民皆保険制度は、医療保険に加入している日本人や在日外国人に優しく、医療保険に加入していない訪日外国人にとってあまり優しくない制度となっている。

　ここで問題となるのは、我が国のほとんどの医療施設が固有の医療保険制度に基づいて馴化されており、保険外診療である、いわゆる自費診

療領域に於いて、医師、看護師並びに医療事務員の経験が少なく、一般の臨床の場で、どれくらいの医療費を請求すればよいか躊躇するのが現状である。

メディカルツーリズムの現状

メディカルツーリズムは、従来欧米における高度先進医療や、自国で法律上なかなか行えない医療、例えば移植手術、性転換手術、自国で認可されていない薬剤の使用などを受けたい患者が、高額の交通費と医療費を負担し、他国に行って医療を受けることである。我が国でもしばしば、小児の心臓移植や肝移植などで報道されている。

最近では、国際的市場規模は年々増加し、2012年には1000億ドルにも到達し（図1）、今後さらに増加することが期待される領域である。アジアにおけるメディカルツーリズムでは、タイ（140万人、2006年）、シンガポール（57万人、2007年）、インド（45万人、2007年）、マレーシア（34万人、2007年）、やや遅れて韓国（5万人、2009年）などの人々がアジアで受診している（図2）。これらアジアでのメディカルツーリズムの特徴は、医療費が欧米と比較して低価格であることを強調して、積極的にプロモーションを行い、年々受診者の増加を見ていることである。

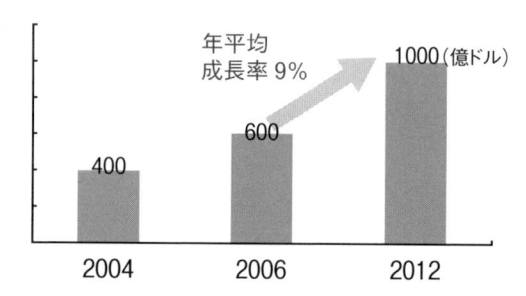

医療観光者数は2006年推計で約600億ドル、医療観光市場規模は2012年までに全世界で1000億ドルに到達（予測）

図1　国際的医療観光の市場規模の急速な拡大（観光庁資料より）

7章　メディカルツーリズムの将来性と医療通訳士の必要性

インド
45万人(2007年)

米国
約43万人(2008年)

日本
アジアトップ水準
の評価・地位獲得
(2020年目標)

韓国
・人数
　5万人(2009年)
　100万人(2020年目標)
・市場
　約164億円(2008年)

タイ
・人数
　140万人(2006年)
　200万人(2010年目標)
・市場
　約1,920億円(2008年)

マレーシア
34万人(2007年)

シンガポール
57万人(2007年)
100万人(2012年目標)

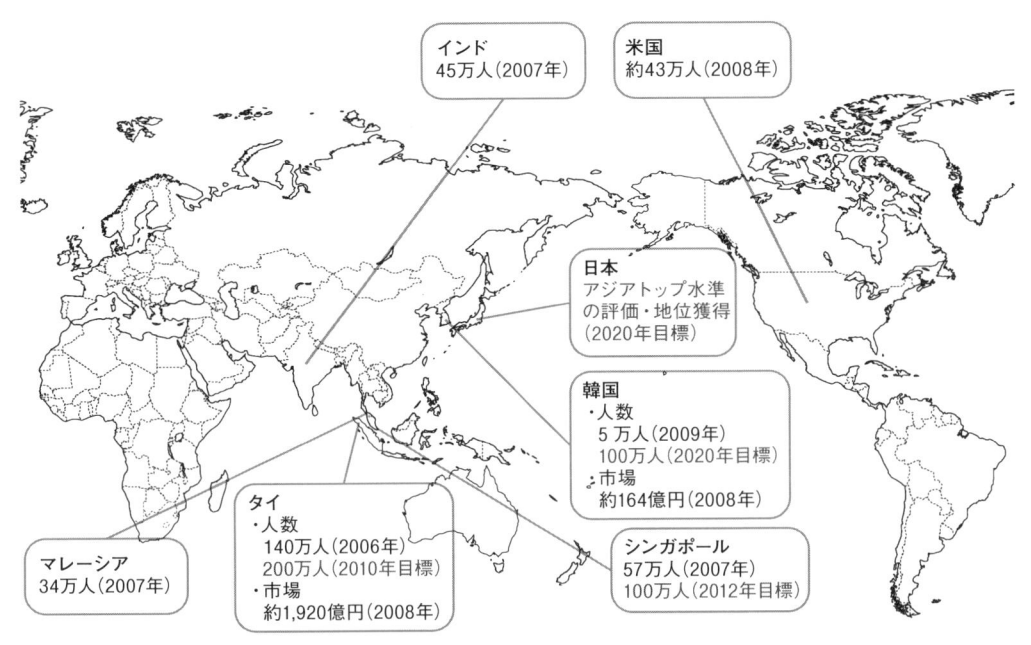

図2　アジアにおける医療観光の現状（観光庁資料より）

　しかしながら、我が国を見た場合、まだまだ実験的な状態で、一部の医療機関が行っているものの、十分な収益事業に到っているものはほとんどない。

　我が国で実際にメディカルツーリズムを行うとなると、いろいろな問題点が抽出される。たとえば第一に、我が国の医療施設は宣伝が下手である。これは医療法上、医療保険を適用した医療に関して宣伝することが制限されているからである。これにより、海外に対してツーリズム実施医療機関のアピールをうまくすることができていないのが現状である。従って、医療機関のブランド化ができないと、メディカルツーリズムに参加する外国人を集めることはできないということになる。逆にうまくブランド化すれば、日本に医療を受けに行きたいと思う外国の方々が増えると考えられる。

第二に、先ほども述べたように、我が国では国民皆保険制度により、保険診療が日常的であり、自費診療の場合、高額な医療費の請求に戸惑うことが多い。

　第三に、我が国の医療環境もあげられる。我が国は現在、小児科、産婦人科、救急科、麻酔科をはじめ、一部の内科や外科などの領域において医師の不足が取りざたされている。このような状況下で、医療保険に加入していない外国人の患者に、我が国の医療資源を提供してよいのかという意見がある。ただし、我が国にも余剰の医療資源がある。例えば健診領域、歯科領域、美容整形領域などは医療資源は充分にあると思われる。私個人の意見としては、このような余剰の医療資源を用いてメディカルツーリズムを提供すれば、国民の医療を圧迫することなしにメディカルツーリズムを行うことができると考える。

　第四に、言語・文化の違いによる患者との意志疎通の障害である。例えばインフォームドコンセントがうまくいかないと医療訴訟になりやすいし、医療費に関しては中国などでは基本的に前払いで、我が国のように医療施行後の医療費の支払いは誤解を生みやすいものである。

　第五に、医療通訳者の人材育成である。私の考えでは、メディカルツーリズムではコンシェルジェ（元来は、ホテルで宿泊客の種々の要望に応じる「よろず相談係」の意）と医療通訳が合体した高等な専門職としての医療通訳者が必要となる。2012年度の観光庁の「インバウンド医療観光に関する研究会」では、医療通訳に関するワーキンググループが作られて検討されたが、「医療通訳のスキルはそれほど高いものは必要ない」と結論づけられた。私の持論とは異なった結果になってしまったが、これはそのワーキンググループの構成が通訳関連企業を中心に集められたためと考える。医療通訳者のスキルよりも通訳者の数をそろえることで、今後増大する需要に応えるという点に重点を置いたためと考えている。

　我々医療関係者は、医療過誤について常に細心の注意を払って日常医療を行っている。医療通訳のミスにより、人の命がなくなるという可能

性があることを、我々は危惧する。このワーキンググループが出した結論は、医療の経験が不足している通訳者もしくは通訳関連企業が、医療の怖さを知らないで出した結論であると考えている。この点では私は今後観光庁に再考を求めたいと考えている。

さらに、2013年現在、我が国は環太平洋パートナーシップ（TPP）交渉の参加が検討され、その中で、医療領域の問題も取りざたされている。どのような条件で医療領域がどの程度影響するのかは、今後注目していかなければならないが、何らかの形で締結されれば我が国の医療は大きく変化する可能性が高い。今後、メディカルツーリズムに対するハードルが低くなり、我が国のメディカルツーリズムは急速に発展する可能性があることも否定できない。

2. 医療通訳

近年我が国における医療通訳は、我が国が島国で日本語だけが通用する民族であるという特徴から、なかなか発達しなかった現状がある。確かに医療通訳が発達しているアメリカ合衆国やオーストラリアでは、多くの民族の移住者が共存する社会であり、我が国とは大きく異なる。それでは我が国では外国人医療に対して、どのようにして医療通訳を対応していたのだろうか。

まず、我が国にはハングルを使用する人々、中国語を使用する人々が集住地区を形成している。また、最近ではポルトガル語を使う日系ブラジル人や、スペイン語を使う日系ペルー人の集住地区が、物作り産業の盛んな静岡県、滋賀県などの地域に形成され、それぞれ親戚・知人のなかで日本語が上手な人が医療通訳者として活動している。このように各地の在日外国人集住地区には、それぞれ独自のポリシーで医療通訳グループが発達している。これはよい面と悪い面がある。よい面で言うと、コストがあまりかからないという点である。つまりボランティアベースの医療通訳である。悪い面で言うと、誤訳による医療過誤が起

こった場合、誰も責任がないということである。

　医療施設側にも外国人医療をいやがる要因がある。言語の異なる外国人を対象とした医療は、言語による障害で日本人を診察するより多くの時間を費やし、医療の効率が悪くなるわけである。日本人だけを見ていたほうが収益が上がるというのが本音である。従って、我が国の外国人医療を行う上で医療通訳者は、患者の側にも医師の側にもストレスのない医療を行うのに必要欠くべからざるものとなる。

　このようなことから、最近では医療通訳者の需要が徐々に高まり、医療通訳グループもそれぞれ連絡し合ったり、独自にスキルアップに努めるようになってきている。更に、ビジットジャパン・キャンペーンによる訪日外国人の増加は、医療通訳者の良いビジネスチャンスであることから、スキルアップに対するモチベーションの高まりを認めている。2008年には「訪日外国人の医療と医療通訳に関するシンポジウム」が行われ、我が国の医療通訳者の中で、在日外国人のみならず、訪日外国人医療への関心の高さが見られる。

3．対象別の医療通訳の分類の特徴と問題点

①在日外国人に対する医療通訳
　これまで述べたように、基本的にボランティアベースのものが最も需要が高い。ボランティアである以上、質は問われないことになる。
②訪日外国人に対する医療通訳
　観光や仕事などの短期滞在で日本に来た訪日外国人を対象にした医療通訳である。彼らが疾病になったとき、緊急に医療機関を訪れる場合が多く、大病院でも、言葉が少しでもしゃべれる従業員や、近隣の人を捜して何とかしのいでいる場合が多い。訪日外国人が増加している現状で、医療通訳者と医療機関のネットワークを早急に作り上げることが必要だと思う。
　また、訪日外国人に対して医療通訳を行った際の正当な報酬に対する

決まりも曖昧である。外国の旅行保険では、医療通訳者に対する支払いをカバーしているものとしていないものがあり、外国の旅行保険の請求に慣れていない日本の医療機関では混乱の原因となる。

③メディカルツーリズムおける医療通訳

冒頭で述べたように、メディカルツーリズムにおいて医療通訳者はメディカルコンシェルジェの機能を有したものとなる。医師との会話のみならず病院の中で生活する患者のために、看護師や病院事務との仲介、病院内の案内なども行う必要が高く、医療通訳者側から見ると最もスキルが要求されるが、最も収益性の高いものでもある。

現在我が国では医療通訳が必須のものにもかかわらず、その質を評価するものはない。最近、いくつかの通訳教育機関が医療通訳講座を始めたり、いくつかの医療通訳団体が独自の資格制度を模索したりしている。この医療通訳領域では医療通訳者の質の担保が今後大きな課題となる。特にメディカルツーリズムで高度先進医療や癌治療などを行う場合、人の命に関わる通訳であると言うことを、医療通訳者並びに医療通訳者を病院に派遣する団体は十分に知っておかなければならないと思う。

我が国の医療通訳で必要となる言語

我が国のメディカルツーリズムにおける医療通訳はどのような言語が求められているのか。現在訪日外国人の総数として最も多い言語グループはハングルである。ところが、我が国には日本語とハングルのバイリンガルの医師がかなり集住地区に存在している。従って医療通訳の需要はそれほど高いものではない。

次に多い言語グループは中国語である。中国沿岸部の経済発展はすさまじく、今後中国からの観光客はさらに増えると見込まれている。メディカルツーリズムにおいても同様に、日本の医療を求める中国語圏の人々が増加していくと思われる。従って、メディカルツーリズムにおいて、中国語医療通訳の人材育成が急務と考えられる。

さらに、第三の言語は英語である。首都圏には英語医療を行っている国際外来を持つ医療機関が散見されるが、関西を始め、地方はまだまだ充実しているとは思えない。しかしながら、我が国の国際化が急速に進んでいる以上、今後各地で、英語医療を中心とした国際外来機関ができてくることが推測される。

おわりに

　我が国ではビジットジャパンキャンペーンにより訪日外国人が急増している。ところがメディカルツーリズムはまだまだ発展途上である。今後、以下の障害をクリアにしていくことにより我が国のメディカルツーリズムは発展していくと思われる。
①我が国の医療施設を外国においていて、うまくブランディングすること
②自費診療の請求に我が国の医療機関が慣れること
③当面メディカルツーリズムは余剰な医療資源を用いて行うこと
④送り出す側の現地旅行会社とのアライアンスなどのメディカルツーリズムを行うアクセスをよくすること
⑤医療通訳者の人材不足を解消すること

8章　外国人患者から見た医療通訳士の役割

エレーラ・ルルデス

はじめに

　全国の各自治体では、2001年頃から、NPOその他の医療機関と連携して、日本語能力が充分でない人（LJP：Limited Japanese Proficiency）のための医療通訳に関するさまざまな取り組みが実施され、現在もそのサービスをうたっている県や市町村は増加しつつある。この医療通訳サービスの内容はさまざまであるが、病院や患者の依頼に応じて医療通訳士が派遣されるものが主である。医療通訳のニーズの高い地域では、複数の医療通訳士やバイリンガルスタッフを雇用している所や、医療通訳士を常勤職員として採用している拠点病院もある。

　日本におけるほとんどの医療通訳の養成・派遣機関においては「医療通訳ボランティア」という用語が定着している。一方では、ボランティア通訳者とプロの通訳士とではその役割を区別すべきではないかといった議論もあるが、本稿ではそうした問題には立ち入らず、ボランティアであろうとプロであろうと、医療通訳士としての役割は同じである（アドホックな通訳、つまり研修を受けていない通訳は別として）という考えに立つものとする。医療通訳サービスがどのようなものであるかを知る利用者は多くはないが、彼らはそれに多くを期待している。本稿ではこの医療通訳士の役割について、利用者としての外国人居住者の立場から論じることにする。

医療通訳士の役割

　医療通訳士の役割は、全米医療通訳協議会（2001）、カリフォルニア医療通訳協会（CHIA, 2012）などの協議機関によって定められており、日本では「医療通訳の基準を検討する協議会」（2010）において、必要な資格（能力、適性）として次の4点が規定されている。すなわち、1）言語的媒介者（またはパイプ管）、2）明確化（清浄化）、3）文化的媒介者、4）擁護者（弁護）、の4つである。しかし、LJP利用者（日本語能力が充分でない利用者）は、どうやってこうした医療通訳士の役割を知ることができるのであろうか？

1. 医療通訳士は援助のパイプ管

　現地の言葉がわからない状況に置かれることは、特にふだん言葉の理解に困らない環境にいる成人にとっては、不快でストレスに満ちた経験となりうる[1]。自身の健康が危機にさらされた時ほど、人はその状況を言葉で理解したいという衝動に駆られるものである。

　通訳士の最も基本的な役割は、患者の話に耳を傾け、必要な事項を理解し、それを患者にもわかるような形で迅速に伝えることであり、そこには顔の動きやうめき声、感情なども含まれる[2]。LJP患者にとって通訳とは、まず病気の際に意思疎通が阻害されるという問題を解決する手段と考えられる。スウェーデンのある研究によれば、通訳士とは医療機関の情報や医療実践スタイルや手続きに関する意思疎通の補助役であり、案内役であるとされている[3]。日本に在住する2歳の患者の母親は次のように語っている。「その小児科医の言うことがわからなかった時、誰かの助けなくして医者にかかることはできないと知りました。医者にかかれるまでは本当に不安でした」。このように、通訳士を持つことによって、医療機関での意思疎通における精神的不安を解消することが可能となるのである。

　医療施設を利用したり、入院したり、事故にあったりしたLJP利用

者は、通訳士に、言葉の不自由さは医療機関内だけに限らないことをわかってほしいと思っている。一方、病院側は常にスタッフに患者の施設利用についてガイドさせているというわけではないし、そこまでの必要性はなく、受付けや会計室での意思疎通もさほど問題にはならないと考えているようである。しかし、特に初診の利用者にとっては、手続きに戸惑ったり、ひどく時間を要したり、不安な気持ちになったりすることが多い。利用者は、通訳士に通話や予約のキャンセル、または用件を職場や学校など他のところへの転送もしてほしいと思っている。これらが果たして通訳士の仕事かどうかは議論の余地があるであろうが、いずれにせよ、外国人居住者にとって、意思疎通の助けとなる信頼できる人を見つけることは難しいのが現状である。

2. 必要な用件を完全に伝え、正確に訳すこと

　医療機関などで、言葉の不自由さはLJP利用者を不安に駆り立てるものである。LJP利用者は自分の言いたいことがきちんと伝わっているかどうかを確かめるすべを持たない。しかし、医療提供者側は、現場での意思疎通はごく当然に行われていると思いこんでしまいがちで、こうした点には注意が必要である。意志伝達の役割は、双方の話す内容を完全に相互に伝えることでなければならない。

　かつてある病院で何度か治療を受けた利用者はこう述べている。「通訳士は医者の言うことをこちらに一方的に伝えるだけと思ったほうがいい。こちらから医師に質問をしても答えてもらえないことがあるけど、そういう時は、質問が医師に伝わっていないからなのか、医師が答えられないからなのか、私には判断できないんです」。

　外国人は、費用の問題や通訳士探しに手間取ることもあって、医療通訳士よりも、日本語ができる親類や友人、知人に頼ることが多い。日本語能力が不十分なこともあるこのアドホック通訳者（研修を受けていない通訳者）と異なり、医療通訳士は必要な訓練を受けた専門知識の高い

人とみなされている。彼らは単に言葉ができるというだけでなく、医療に関する知識、医療分野の専門用語もマスターしており、その役割は多様である。あるオーストラリアでの調査では、医療施設が医療専門用語に通じていない通訳士を採用すると、診療の際に患者は不満を持ち、その度合いは患者の国籍によって差があることが報告されている[4]。アドホック通訳者を絶対使わないことを希望したある在日スペイン語話者は次のようにこぼしている。「医療通訳士って、訓練を受けている人たちなんでしょ？　医療用語ぐらい知ってるはずですよね。別に医者に質問してもいいけど、何度も聞いたり、メモをとらなければならないようだと、こっちも不安になってしまいます」。

　もうひとつの例を挙げると、ある日本語の堪能な外国人患者がいて、症状を医者に説明しようとしたが、痛みの局所を日本語で説明するのは難しく、また専門用語を知らなかったりして、結局うまく説明できなかったそうである。医療通訳士であれば、両言語による医療用語やネイティブスピーカーレベルの一般用語にも通じていることが求められる。

メッセージを明確に伝える

　通訳士にとって理想的なのは、医療用語に精通し、それを診察の際に説明できることである。医療用語を目標言語に訳すこと自体は難しいことではないが、外国人居住者がそれをどれぐらい理解できるかは、個人の教育歴やその病気の知名度、あるいは患者のそれに関する興味や知識の程度などによって左右される。セッションの前に患者の背景を把握する時間的余裕がない場合、通訳士は、通訳を効率的に行うために、医療用語を用いたり、病状に関する知識を与え説明を行うなどして、患者に説明が十分理解されたかを確認することが必要である。しかし、患者の中には、通訳中に質問することは通訳の邪魔になると考え、質問をうながされるまで待っている人もいる。「その通訳士はとても早口で、私は質問する時間もありませんでした。あとになって、何を言われたのかよく覚えていませんでした」。こういうコメントを防ぐためには、できる

だけゆっくりと通訳し、意味が明確に伝わっているかどうかを確かめることが必要だろう。

3. メッセージの明確化の必要性と尊重

　メッセージの明確化の必要性をよく認識している通訳士は、患者の理解を確かめるために、ポーズ（中断）をおきながら話したり、セッションのあとで使えるようにメモをとったりするものである。人は往々にして、難しい用語や指示がわからないと、それを素直に認めることは難しく、恥ずかしいと思ってしまう傾向がある。

　また、次の例のように、患者が通訳士に質問して、返ってきたコメントにおびえてしまう患者もいる。「私がある質問をして、それを医者に聞いてみてほしいと通訳士に頼んだら、『本当にそんなこと聞きたいの？』と言われて、結局、質問は聞いてもらえず、しばらくして『他に何か質問は？』と言われました」。

　このように、患者が自由に質問できたり、必要な情報を与えられたり、批判されることなく疑問点を明らかにできる円満な雰囲気づくりは、多くの患者が通訳士に望んでいることである。このような環境を築くためには、通訳士は常に中立性を保ち、セッション中に私的な判断を持ち込むことのないようにしなければならない。セッションにおいて効果的な意思疎通を行うには、言葉や専門知識だけでは不十分なのである。また、患者の理解を確認したいときは、たとえば、「この薬の飲み方、わかりますか？」のように「はい／いいえ」で答える質問よりも、「この薬はどう飲むんでしょうかね？」のように具体的に聞くほうが、患者が指示をきちんと理解しているかどうかを正確に知ることができるのである。

　外国人居住者にとって理想的な通訳士になるには、単に知識があるというだけではなく、明快さ、透明性を持つことが必要であり、それによって、患者は心理的不安が解消され、表情にも自信が表れてくるので

ある。

「私はこの人（通訳士）が大好きです。彼はとても優しくて医療用語にも詳しいんです」。

中には、確認や明確化は時間の無駄であると言う人もあるかもしれないが、通訳の最終目的は、単に話を訳すことではなく、（患者と医師の）相互理解を成り立たせることなのである。

4. 異文化ということ

外国に住むと、いろいろな相違点が顕著になり、通訳士と患者の関係に誤解が生じることがある。たとえば、握手をしない、笑顔を返さない、あるいは話すとき相手を見ないといった行為は、国によっては、非礼であるとか人の品位を落とす行いとみなされる。したがって、通訳中に患者がこうした文化的な問題について質問する機会が持てなくても、特に来日後まだ日が浅く、日本の文化や習慣になじんでいない患者に対しては、常にこちら側から説明を与える姿勢が望まれる。

一例をあげれば、費用のかかる長期治療の場合には、第二選択としてとりうる治療、代替治療やそれに関連する情報を含め、患者に十分な説明がなされるべきである。また、意志決定に関する事項も、必ず患者本人と話し合われるべきである。ただ、状況によっては、意志決定は患者の家族の大黒柱の人物に任されることもあるかもしれない。しかし、文化的背景や状況によって、自身の病気の状態やその後の経過は直接自分に相談してほしいと思っている患者もいるであろうし、反対に、それらの事柄については家族を通じて知りたいと希望する患者もいるであろう。中には、家族や友人を連れてきて、セッションの際にも同席してほしいと思っている患者も珍しくない。この場合、通訳の作業自体はやや複雑となり、通訳士の負担も重くなるが、患者の家族への通訳も患者自身へのそれと同じようにすることが望まれることが先行研究で明らかになっている[4]。

日本では、複雑な診断や治療に関する情報は家族を通じて知らされるほうが望ましいかもしれない。がんなどの悪性の病気である場合や、不治の病であることを知れば、正しい病名や病状を知らせることが患者にとって好ましいことでなく、その後の診療の妨げになることが予想されるときには、告知を控えることも許される。もし患者本人に告知しない場合には、しかるべき家族や後見人に知らせることや（日本医師会HP）、日本に家族のいない外国人の場合、職場の上司や学校の教師に病院に来てもらって患者の病状を伝えるケースもこれまで見受けられた。

　このように、異なった文化を理解し、学ぶことは非常に重要である。しかし、たとえば、母語のわかる通訳士がいないために仕方なく英語で意思疎通する外国人を相手にすることの多い日英語の通訳士は、どうやって各国の患者の文化的問題に対応していくのだろうか？　通訳士は各国の詳しい文化的知識を求められているわけではない。しかし、国と国の間の文化的な違いを理解し、必要に応じて説明を加えたり、患者を擁護するといったことは期待されているのである。

5. 外国人患者の擁護

　外国人の患者等が言葉の壁によって自分を語れない（自身を代弁できない）場合、通訳士は「救済者」として手を差しのべる。外国人患者の中には、傷つきやすい人もいれば、そうでない人もいる。自分を語れない患者の場合、自分が困っているときにわかってくれたり、粘り強く助けてくれるような通訳士に対しては感謝の念を抱くものである。

　「以前、病院の待合室で待っていると、職員が私の名前をよびました。私を大きな声でよんで、大きな声でしばらく話をしていました。私はその場の状況がよくわからなかったのですが、突然、部屋にいた全員が私の方をふり返り、私のことを見ていました。私はとても不快でした。そこで、通訳士が『あの人は、あなたがこれから受ける検査（その日たくさんの検査をしないといけなかった日でした）の名前を読み上げていた

だけなのですよ』と説明してくれました。そして、通訳士は立ち上がってその職員のところへ行き、しばらく話をしてこちらへ戻ってきて、『さっきのことで、あなたが不快な思いをしたということを、あの人に伝えました。今度呼ぶ時に検査の内容などを大きな声で言わないように頼みました。いっしょに検査に行きましょう』と言ってくれました。私はそれからずっと、この通訳士は私のためにいてくれるんだと感じるようになりました」。

　通訳士の役割は、単にメッセージを正確に伝えるということに留まらない。日本に暮らす外国人の社会的・経済的な状況を把握したり、患者のわずかな顔の表情から文化的、家族的、個人的な状況を読み取ったりして必要な擁護を行うといったことも、仕事の中に含まれるのである。

　「病院へ行くためには仕事を休まなければならないんです。医者にはいつも『なるべく同じお医者さんに診てもらうようにして、特定の専門医の当番の時に病院に来なさい』と言われます。でも、仕事を休むには、工場の人と話す必要があります。私は通訳士にそのことを説明しました。それ以来ずっと、次の予約を取るときには、彼女が私の勤務条件を病院側に伝えてくれます。予約の前には電話をくれ、必要なときには私の代わりに予約日や時間の変更もしてくれます」。

　患者はまた、医療制度や病院のポリシー、手続きなどが変更になったりした場合、それを通訳士に教えてもらいたいと思っている。つまり、通訳士は、外国人に対する情報提供者（情報源）の役割も担っているわけである。患者は通訳士に対していろいろな期待を寄せているが、通訳士は、いつ直接介入すべきか、いつ他者に援助を求めるべきかについて判断しなければならない。

おわりに

　これまで通訳士の役割や働きについてはいろいろと議論されてきたが、医療従事者や医療通訳士の視点が含まれる研究が多く、患者自身が何を求めているかという点には、ほとんど触れられてこなかった。これ

からも当分の間、訓練の十分でない通訳士が患者のあらゆるニーズに応えていかなければならない状況が続くであろう。

しかし、向上心を持った通訳士であれば、常に準備を怠らず、患者とその文化を尊重し、患者の要求を予知し、彼らを擁護するといったことを当然のこととして行うようになるであろう。通訳士という仕事は、良心的で粘り強く、過保護にならない程度の温かさを持った尊敬されるような対人援助——すなわち、異国に暮らす人なら誰でも期待するような援助——を、患者から期待されているということを忘れてはならない。

注

(1) Kató, L., *Polyglot: How I learn languages,* 1970
(2) Benjamins J., *Topics in signed language interpreting,* 2005
(3) Hadziabbic et al., *Migrants' perceptions of using interpreters in health care.* International Nursing Review, 2009
(4) Komaric et al., *Two sides of the coin: Patients and providers perceptions of health care delivery to patients from culturally and linguistically diverse backgrounds.* BMC Health Services Research, 2012

9章　米国における医療通訳士の発展の軌跡から学ぶ

竹迫和美

はじめに

　移民受け入れの歴史が長い多民族・多言語国家・地域も含め、世界の医療通訳サービスは、バイリンガルスタッフやボランティア通訳者に依存するのが主流で、プロフェッショナルな医療通訳士を育成する手段を模索する国が多い。医療通訳士が社会で認識され、プロフェッショナルな医療通訳士が働く国は、米国をはじめ数えるほどしかない。

　本章では、海外の事例として、英語でコミュニケーションが取れない患者が無料で医療通訳サービスを受けられる米国に焦点をあてる。現状については、公式なデータがなく、医療通訳士の総数は不明である。2010年に国際医療通訳士協会（IMIA）が実施したアンケート調査によれば、60％がスペイン語の医療通訳に従事しており、病院や保健センターに就職する人より、契約ベースで働く人の方が多く、約半分の医療通訳士は、時給15～30ドルで業務している。また、同行通訳の他、電話通訳やテレビ電話通訳も盛んである。音声言語以外に手話通訳士も医療通訳士として病院で働いている。

　医療通訳の発展は、さまざまなステークホルダー（利害関係者）が協働して達成した歴史的経緯を念頭に置き、まず医療通訳の発展に関わった主なステークホルダーを概説する。次に、言語サービスの政策が州ごとに大きく異なる点に配慮し、言語サービスに関する州法が最多であるカリフォルニア州と、医療通訳に関する州法を最初に制定したマサチューセッツ州と、最初に州独自の医療通訳士認定制度を構築したワシ

ントン州に照準をあて、特に創始期の発展の軌跡を追う。今後日本で医療通訳士発展の一助になればと期待する。

1. 米国の医療通訳士の発展とステークホルダー

医療通訳に関わる団体

まず主な団体を紹介する。マサチュセッツ医療通訳士協会（MMIA）は、1986年マサチュセッツ州ボストン市で院内通訳士ら数名が集まって設立した世界最古のNPOである。2000年には800名の会員を有する団体に発展した。同協会は、2007年に国際化を志向し、国際医療通訳士協会に改称し、現在世界16カ国に2000人以上の会員を有する世界最大の団体になった。

カリフォルニア医療通訳協会（CHIA）は、カリフォルニア州を活動地域として1996年に創設された。医療通訳ナショナル・カウンシル（NCIHC）は、1998年に創設され、政策提言も行う学際的な団体である。

これらの団体は、ミッションや会員全体に占める医療通訳士の割合には違いがあるが、医療通訳士だけでなく、医療関係者、派遣業者、研修団体、アドボカシー（マイノリティの権利擁護）団体、政府関係者、研究者など多岐にわたる専門分野の会員を有し、医療通訳に関する情報を発信し、倫理規程や行動規程を定めた点は似ている。医療通訳の派遣事業はしない。団体が主催する総会には多くの会員が集まり、共通の課題を討議する。研修セミナーを開催し、会員のスキルアップにも貢献する。医療通訳に関心のある多岐に亘るステークホルダーと協働し、アドボカシー活動にも積極的である（写真1）。

団体が主催したイベントは、会員らにとっては、業務上の悩みや課題を共有し、互いに学ぶ機会となる。業界に入りたての会員にとっては、キャリアのある人と知り合う機会も提供する。スキルアップのための研修やワークショップも開催する。他方、イベントは、ステークホルダーの出会いの機会にもなる。

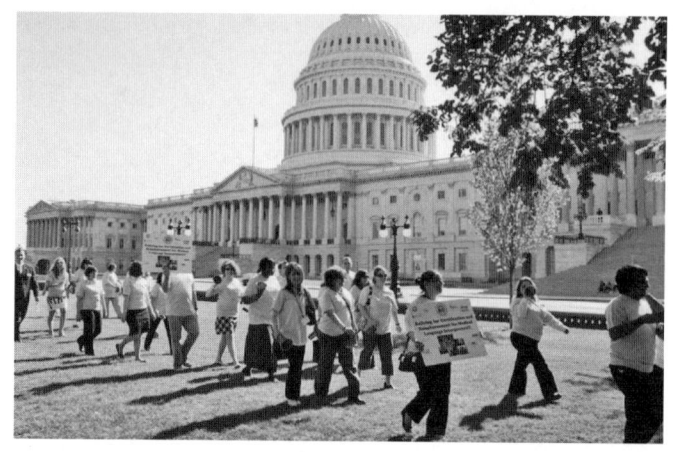

写真 1

ワシントン DC の議会前で医療通訳士の全国認定試験制度と通訳サービス費用の連邦政府の負担を訴えて行進した。筆者も参加した（全国医療通訳士認定協会（NBCMI：The National Board of Certification for Medical Interpreters）提供）。

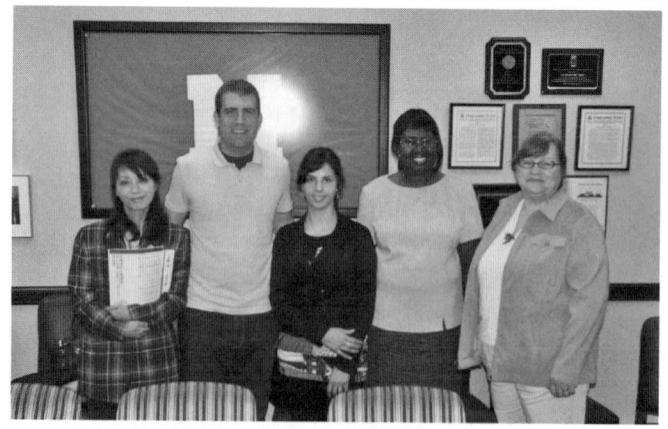

写真 2

ネブラスカ翻訳通訳協会（NATI）の代表チームがネブラスカ州の上院議員事務所を訪問し、現場の問題に理解を求めた。ネブラスカ翻訳通訳協会会長（右端）は公民権法第 6 章の文言に 10 回以上も繰り返し言及し、医療通訳サービスへの公的支援の必要性を力説した（左端は筆者。ネブラスカ翻訳通訳協会提供）。

これら以外にも、地域には、通訳士や翻訳士がともに会員になっている団体も多数ある。医療通訳専門の会員もいれば、法廷通訳業務に従事している会員もいる。2000年創設のネブラスカ翻訳通訳協会（NATI）はその一つである（写真2）。

連邦政府
連邦政府の施策は、下記1964年の公民権法第6章を基本とする。

> 米国に住む人は、人種、肌の色、出身国などを理由に、連邦政府から補助金を支給された事業や活動への参加を拒絶され、拒否され、あるいは、差別されることはない（1964年公民権法第6章）。

公的医療保険であるメディケイド（低所得者医療保険）やメディケア（老人医療保険）も連邦政府からの補助金を支給される事業とみなされるため、実質的には、どの医療機関も、英語のできない患者を差別しないために、言語サービスを無料で提供せねばならない。しかし、この連邦法の理念は現場では理解されず、履行されなかった。そこで、2000年に、クリントン大統領は、大統領令13166号を発令し、1964年の公民権法第6章の順守を再度求めた。この大統領令を受けて、保健福祉省は指針を出し、英語で意思疎通を図ることができない患者に対し、無料で医療通訳サービスを提供することを医療機関に義務付けた。ただし、医療通訳サービスのコストを負担する州はまだ少なく、ほとんどの場合、コストは医療機関が負担している。

連邦政府は、保健福祉省の下に公民権局とマイノリティ保健局を設けた。公民権局は、1964年の公民権法第6章を順守し、保健医療への平等なアクセスとチャンスを確保する役割を果たす。通訳サービスが提供されない場合[1]、患者や代理人が、公民権局のホームページにアクセスし、訴訟申請書類を送れば、公民権局が当該医療機関を調査し、行政指導を行う。一方、マイノリティ保健局は、文化に配慮した医療を平等に

提供することを目的とする。

　言語と文化の障壁に対処すべく、議会は1990年に「利益を享受できないマイノリティ保健改善法」を制定した。マイノリティ保健局は、2001年に文化的・言語的に適正なサービス提供のための国家基準（通称CLASスタンダード）を策定した。医療機関の認定機関であるジョイントコミッションが判定基準にCLASスタンダードを加味したので、医療機関の経営者は、専門研修を受け、文化的・言語的な配慮のできる、質の高い医療通訳士を求めるようになった。これに伴い、医療通訳の研修団体もCLASスタンダードをカリキュラムに入れ、派遣業者は希少言語も含め多言語の人材を雇用するようになった。また、言語政策に積極的な州の政府は、CLASスタンダードの策定を受けて、移民や難民を対象とした医療通訳士研修コースを開講した。こうして医療通訳士の多言語化が達成された。

州政府

　1965年の入管法改正で、世界中から大量の難民や移民が流入し、1970年代からどこの州政府も対応に苦戦した。連邦法に準拠することは義務化されたものの、各州政府の取り組みは、地域のニーズや財政的事情により、千差万別である。詳細な指針を出す州もあれば、言語アクセスの重要性を主張するだけで、特定の活動を指針に明記しない州もある。

　近年の傾向としては、異文化の患者に対する理解を深める研修の実施を州法の文言に入れる州が増えている。また、メディケイドの患者に対する言語サービスに支援措置を検討する州も増加している。アイオワ州、インディアナ州では、医療通訳士の規範を策定する旨を文言に盛り込んだ州法を制定した。オレゴン州は、国際医療通訳士協会が主宰する全国医療通訳士認定協会（NBCMI）の試験制度を利用して、医療通訳士を認定している。同州は、試験の多言語化ができるように支援金も給付した。

カリフォルニア州では、人口のおよそ半分が家庭では英語以外の言語を話す。移民と難民が爆発的に増加した1970年代から、言語・文化障壁の問題は、社会の優先課題とみなされていた。2009年から施行された州法により、医療機関のみならず、医療保険団体（HMO）も医療通訳を無料で行うことが定められた。

これとは対照的に、ネブラスカ州では、ネブラスカ翻訳通訳協会が、2000年創設当初から州政府に働きかけてきたが、州政府は、68％の医療提供者が患者の家族や友人を通訳として利用しているという調査結果を踏まえ、2008年になって漸く医療通訳に関する施策を検討し始めた。一方、州法や指針の文言に、「認定を受けた」、または、「有能な医療通訳士を利用すべき」と記載するだけで特定の基準を示さない州も多い。このように、州ごとの取り組みは多岐にわたるため、本章では、カリフォルニア州とマサチューセッツ州とワシントン州の事例を取り上げる。

医学研究者・学会・学術研究団体

1970年代に入り、医療現場では、言語と文化の違う患者の診察に医療者が苦慮した。多くの場合、バイリンガルスタッフや英語を話せる患者の家族や友人が、その場しのぎの通訳を行っていた。病院が通訳サービス部門を立ち上げて院内通訳士を雇用しても、通訳士を拒絶する医療者も多かった。しかし、1990年代には、言語と文化の障壁を問題視した医師が、研究論文を学会誌に投稿するようになった。それらの膨大な研究論文は、後に科学的根拠に基づいた医療という視点から評価され、CLASスタンダードをはじめ政府の重要書類や基金団体向けのプロジェクト支援申請書などで、参考文献として多用された。

医療通訳士を利用すると正確かつ円滑なコミュニケーションが可能となるので、無用な検査をなくし、患者の満足度もアップすると論じたものや、州ごとの医療通訳サービスの達成度を調査したものまで、研究テーマは多種多様であった。

医療現場でボランティア通訳をした体験をもとに、医療通訳士の役割

について研究する言語学者もいる。移民出身の医師の中には、医療通訳の研究に執着する人も多い。中でも、現場に影響を与えた研究者として、グレン・フローレスを挙げたい。彼は小児科医であるが、医療通訳に関する文献をテーマ別に概説し、他の医療者の研究を啓発した（グレン・フローレス『医療ケアリサーチとレビュー』2004）。小児医療に関する学際的な研究チームの代表者として「ラテン系の子どもの保健：喫緊の優先課題、未解決の問題と研究課題」（グレン・フローレス他『米国医師協会』2002）など政策提言型の論文も執筆した。また、臨床現場で会話を分析し、院内通訳士と比較すると、家族や友人が通訳をした場合の方が、臨床的に影響を与える可能性のある誤訳をしていることを示した。この論文は、医療関係者に警鐘を鳴らした（グレン・フローレス他『米国小児医療学会誌』2003）。別の調査では、専門研修を受けた医療通訳士を研修時間数に注目して比較した。その結果、100時間以上の研修を受けた人の方が、診療上の結果に影響を与えるような誤訳は少ないことが明らかになった（グレン・フローレス他『救急医療学会誌』2012）。

　このようにして多岐に亘る研究論文が蓄積されたことが、結果的にプロフェッショナルな医療通訳士の発展を促進したと言えよう。また、通訳士が教育を受けるだけでは不十分で、医療者も医療通訳士と働くノウハウを身に付けるため、いわゆる「ユーザートレーニング」を受ける必要があると主張する論文が多い。

　筆者の実施した聞き取り調査でも、医療通訳士の大半は、医療通訳士の必要性を認識する医師が増えたことが発展に寄与したと語った。このことからも、日々の診療現場では、現場の医師の理解が発展を促進したと言えよう。

　一方、医学系の学会は、多言語多民族の患者を診察するための情報を現場の医師に提供する役割を担った。一例として、カリフォルニア州やワシントン州など14州の医師が所属する西部州医学会は、異文化の患者の診察に関する知見を集め、「異文化医療」と題する特集号を1983年に出版した。アジア系の民族衣装を纏った大勢の家族や患者に囲まれ

て、医師が戸惑いながら診察をする写真がこの特集号の表紙を飾った。同学会は、1992年にも特集号を出版した。このことからも、当時難民や移民が押し寄せた医療現場の混乱ぶりが想像される。1983年の特集号では、医療人類学者が、各民族特有の伝統医療や疾病や習慣について詳述した。日系移民についてはマーガレット・ロックが執筆した。彼女は、日本人女性を対象として日本で調査を実施し、『更年期、女性が語るローカル・バイオロジー』（みすず書房、2005）の著者として知られる。

　独立系非営利学術機関である米国医学研究所の2002年度調査報告書「不平等な治療」は、医療における格差の是正が国家の優先課題であると明記したため、医療者や政府に衝撃を与えた。この報告書の勧告に基づき、基金団体が、格差是正のため大型プロジェクトに着手した。医療通訳関連のプロジェクトにも多額の補助金が投入された。

　医療通訳サービスは義務化されたが、医療者は、医療通訳のコスト負担を黙って受け入れたわけではない。米国医師会は、2000年の大統領令発令後、医師がコストを負担せねばならないことに一時猛反発した。政策を非難する医療者もいた。たとえば、先述のグレン・フローレスは、医療福祉専門の政策研究者とともに、連邦政府が負担しないことに対して次のように非難した。

　「民族間の医療格差をなくせと主張してきたのは、連邦政府なのだから、通訳コストの負担や、言語サービスへのアクセスと改善については、連邦政府がリーダーシップをとるべきではないか！」（レイトン・ク、グレン・フローレス『医療事情』2005）

アドボカシー団体

　法律分野に精通する団体が、連邦法や州法を説明し、医療通訳士が必須であることを医療者に涵養する役目を果たした。全国医療法プログラム（NHeLP）は、基金団体であるカリフォルニア・エンダウンメントからの補助金を得て、全米50州の言語サービスに関する法律を調査し、政府機関に対し現場の視点で提言した。また、同団体は、他のアドボカ

シー団体とも協働し、さまざまなアドボカシー運動を推進した。2000年に大統領令と公民権局の指針が発令されたが、当時の医療現場は何をすべきかわからずに困惑していた。医療者が難解な法律を履行できたのは、こうした法律専門団体の広報活動が奏功したと言えよう。

　米国は、国民の約20%が家庭では英語以外の言語を話すという、まさに多言語多民族国家である。公民権法を重視し、マイノリティの権利意識も高いことから、民族を代表するアドボカシー団体は、地域ごとに無数存在する。従って、患者のアドボカシーというよりは、民族を代表するアドボカシー活動の色合いが強い。中には、医療の格差を是正する手段として、質の高い医療通訳サービスを独自に提供する団体もある。これらの団体が、通訳に関する州法の制定に向けた運動の先導役を担い、地域に根差した医療通訳の発展に大きく貢献したと言えよう。

基金団体

　皆保険制度がない米国では、連邦政府は法律の枠組みを構築したが、通訳サービスを負担するわけではない。基本的には医療機関が負担するケースが大半であることから、医療通訳サービス関連事業に対し、資金を捻出する財政的余裕は医療機関にはない。1990年代に、医療格差の是正を活動目標に設定した基金団体が、医療通訳の実証プロジェクトや調査活動に豊富な資金を投入し始めた。

　カリフォルニア医療通訳協会は、カリフォルニア・エンダウンメントから長年支援を受けて活動していた。医療通訳ナショナル・カウンシルも、マイノリティ保健局や複数の基金団体からの補助金で活動した。1992年「ロバート・ウッド・ジョンソン基金」と「ヘンリー・カイザー・ファミリー基金」は、共同でオープニングドアと呼ばれる支援事業を立ち上げた。医療ケアへの言語・文化的障壁をなくす目的で、11州で実施された23の事業に対し、総額400万ドルの援助をした。この事業の一つは、カリフォルニア州の「アジア・ヘルス・サービス」（AHS）が実施した、7言語に対応する120人の医療通訳士の養成と、250人の医

療者に通訳士と協働するためのノウハウを教えるための研修コースであった。これらの基金団体の財政的支援がなければ、米国の医療通訳は発展しなかったと言っても過言ではない。

2. カリフォルニア州の事例

特に移民人口の多いカリフォルニア州では、州政府は膨れ上がる多言語多民族の住民への対応に苦慮した。次の記事からその実情がうかがえる。

「1982年だけで、90,000人の外国人が移住してきた。1970年から累計200,000人を超えた。(中略) ロサンゼルスでは、550,000人の子どもの内、117,000人は、英語より104言語のどれかの方が流暢に話せる子どもで、35人は、東インドの言語であるグジャラード語しか話せない」(『タイム紙』1983年6月13日付け)。

アジア・ヘルス・サービスはアジア系の移民が言語障壁や人権侵害を受けたことに対する社会運動から生まれ、1974年に学生ボランティアとコミュニティー活動家がチャイナタウンに開業したコミュニティーヘルスセンターである。設立の理念は下記年次報告書に明記されている。

「我々のミッションは、収入、保険加入の有無、また移民ステイタス、言語と文化にかかわらず、アジア、太平洋諸島出身者のコミュニティーのためのアドボカシー活動を推進し、医療ケアサービスへのアクセスを保障することである」(アジア・ヘルス・サービス、年次報告書、2006年)。

1982年、近隣の病院が、医療通訳サービスを拒否し、患者が訴訟を起こした際、アジア・ヘルス・サービスは患者側に立って尽力した。その結果、公民権局が行政指導を実施し、その病院でも医療通訳サービスが提供されるようになった。アジア・ヘルス・サービスの患者の71％は貧困レベル以下の収入しかないため、医療費を支払えない患者も少なくない。そこで、バイリンガルの医療者を雇用し、職員への通訳研修を充実して、北京語、広東語、韓国語、タガログ語、ラオス語、クメール

語他10言語で通訳サービスを提供している。公民権局が2000年の指針を検討した際、アジア・ヘルス・サービスの運営方法を、少ないコストで多言語診療するモデルとして参考にしたと言われている。

州政府は、言語ニーズに対応するため、ロサンゼルスのコミュニティスクールに対して財政支援を実施した。厳しい言語能力試験をパスした市民50〜60人が、合計368時間の講義と医療現場での通訳実習20回を含む10カ月間の医療通訳研修を無料で受けた。州政府が財政難に陥ったため、2011年以降この支援は打ち切られた。

スタンフォード大学病院で医療通訳部長をしていたリンダ・ハフナーが、医療者向けの会議で、「異文化に配慮して患者を診察するにはプロフェッショナルな医療通訳士が必要不可欠である。」と述べた。その講演が注目を浴び、彼女は、西部州医学会が1992年出版した特集号に「医療現場では、ただ通訳をするだけでは不十分だ」と題する論文を寄稿するに至った。彼女は、医療通訳士仲間を集めてカリフォルニア医療通訳協会を創設し、初代会長となり、医療通訳ナショナル・カウンシルの創設メンバーにもなった。カリフォルニア医療通訳協会は、アドボカシー団体と協働し、医療通訳に関する法案が否決されるたびに、知事や議会に電話して抗議するよう会員に呼びかけた。また、行動規程を定め、研修を開催し、会員のスキル向上にも注力した。

病院で勤務する医師と違い、開業医は困惑していた。そこで、「カリフォルニア・プライマリーケア医師会」は、「カリフォルニア・エンダウンメント」の補助金を受け、アジア・ヘルス・サービスの協力により、実践マニュアルを配布した。マニュアルは、法的義務や、CLASスタンダードについて解説し、問診票や医療通訳士の雇用契約書の見本も添付し、開業医にノウハウを提供した。

カリフォルニア州では、まだボランティア通訳者やバイリンガルスタッフに頼る医療機関が多い。このような状況を踏まえて、州政府をはじめ、医療機関、医学系学会、医療通訳士協会、アドボカシー団体など多くのステークホルダーが、専門研修を受けた医療通訳士を増やす努

力を継続している。

3. マサチューセッツ州の事例

マサチューセッツ州は、外国生まれの住民や難民の数が全国で7番目に多い州である。カンボジア出身者のコミュニティーは2番目に大きく、ハイチ出身者のコミュニティーは3番目である。移民アドボカシー団体の調査によれば、1980年半ばから1997年までの期間に、マサチューセッツ州での労働人口増加の82%は移民の流入によるものだった。

同州政府は1989年に、緊急治療室を有する病院に対し、医療通訳サービスを設けるように指針を出した。これにより、院内医療通訳士の雇用が増大し、多言語の医療通訳士が求められるようになった。州政府は、医療通訳の通年コースを移民や難民を対象に実施した。こうして、移民や難民が英語を習得したのち、医療通訳を生業とする道が開かれた。

ボストン市の広報誌によれば、同市の外国出身者の人口増加率は、1970年から1980年の10年間はわずか4%であった。これに対し、1980年から2000年までの間は、10年ごとの増加率は32%となった。ボストン市当局にとって、言語サービスの充実は喫緊の課題であったことから、1980年代当初から医療通訳士の研修にも積極的に支援金を給付した。この事業に参加した医療通訳士たちが中心となって、1986年にマサチューセッツ医療通訳士協会を設立した。

まだ院内通訳士が希少であった当時、現場の医療者は院内通訳士より患者の家族やバイリンガルのスタッフを優先した。彼ら第一世代の医療通訳士は、医療通訳の業務については何もかもゼロから創らざるを得なかった。医療者や患者との関係にも悩み、通訳手法もわからず、困難な体験を同じ境遇の仲間と共有するのが最初の協会設立の目的であった。しかし、次第に共通の課題への対策を討議するようになり、医療通訳士のための行動規程や倫理規程を設定し、州政府からの支援金で無料の研修会を開催し、新人のスキル向上に尽力した。第一世代の医療通訳士

は、院内通訳士として雇用されると同時に、院内外で専門の医療通訳トレーナーとして後進を教育した。また、自らがストレスに悩んだ体験を生かし、メンターとして新人のサポートもした。研修のカリキュラムやテキストの基本型を創り、発展に貢献したと言えよう。

　1986年に司法通訳法の制定に成功をおさめた弁護士グループが、次の活動目標を医療通訳法制定と定め、マサチュセッツ医療通訳士協会、移民のアドボカシー団体、州政府のメンタルヘルス局など多岐にわたるステークホールダーを結集した。マサチュセッツ医療通訳士協会の創設者は、議会の公聴会で医療通訳士の重要性を訴えた。また一般会員も議会前で運動した。この運動が2000年の医療通訳に関する州法制定に繋がった。

4. ワシントン州の事例

　ワシントン州では、もともと先住民族が多く、医療者の異文化に対する関心が高かった。1970年代から、ヘルスセンターを中心に異文化や言語に対応する医療サービスシステムを構築するなど、移民や難民の文化や言語に配慮する必要があることを、少なくとも医療者は認識していた。1980年当時、ワシントン州シアトル市の人口の25%、公立学校の生徒の50%は外国出身者であった。1981年、3つの病院が医療通訳サービスを提供しなかったため患者から提訴された。地域の民族アドボカシー団体が支援に乗り出し、公民権法第6章を履行せず、医療通訳サービスを提供していない病院が他にもあること突き止めた。公民権重視の弁護士グループがそれらの証拠を基に公民権局に連絡した。公民権局が調査し、和解が成立し、当該病院は医療通訳サービスを実施するようになった。他の州では、公民権局が指導に入ったケースが希少であった当時、患者が訴えて病院が行政指導を受けた事実は、他の州政府や病院関係者に大きなインパクトを与えた。

　1990年代に入り、登録した医療通訳士を病院に派遣するシステム

（CIS）が構築され、30言語以上の言語に対応する医療通訳士を州内の病院に派遣できるようになった。それ以来、ワシントン州は独自に試験を実施し、医療通訳士を認定している。

同じ頃、コミュニティーでは、住民のリーダーやアドボカシー団体や医療機関などが、医療ケアへのアクセスの問題について定期的に討議していた。このグループがケロッグ基金に、新規事業実施のための支援金を申請した。その書類には、同グループが地域の民族性や医療通訳のニーズを調査した報告書とともに、多文化に対応する必要性を論証した学術論文として、前述の西部州医学会の「異文化医療」と題する特集号が添付された。ケロッグ基金は、この事業に多額の資金を提供した。

同グループのリーダーは、医師のロバート・パッチだった。彼は、先住民やアジア系移民の患者を治療した経験をもとに、「異文化コミュニケーション、医療ケアにおける医療通訳士の事例」として投稿した。「医療者・医療通訳士・患者間のガイドライン」には次のような項目がある。

「患者に直接話しかけねばならない。診察上のコメントは、医療通訳士の方を見て話さないように気をつけること」（ロバート・パッチ『米国医師会雑誌』1985年）。

この論文がケロッグ基金に高く評価され、彼が、ケロッグ基金の資金運用担当者となり、1992年に異文化医療ケアプログラム（CCHCP）を設立した。この団体が開発したブリッジング・ザ・ギャップという40時間の研修コースは、全米各地に広がり、医療通訳士のスタンダードトレーニングとして評価された。

1994年から1998年にかけて、この資金を運用し、全国の主な医療通訳関係者や政府関係者を招いた会議を各地で開催した。これらの会議には、マサチュセッツ医療通訳士協会の幹部、アジア・ヘルス・サービスの幹部、カリフォルニア医療通訳協会の幹部、医療通訳サービス部門の統括者、アドボカシー団体のリーダーなどが参加した。討議の主なテーマは医療通訳士の役割に関してであったが、幾度集まっても意見が対立し討議は難航した。医療通訳士の役割の定義付けは、創始期の実践者に

とって最大の関心事であったが、これを定める行動規程の作成には、長い歳月を要した。マサチュセッツ医療通訳士協会が作成した行動規程は、医療通訳に関しては世界で初の規程であるが、この会議を通じて他の協会のメンバーにもレビューされ、漸く出版された。この会議の参加者が中心になって、医療通訳ナショナル・カウンシルを創設した。

この他にも注目すべき点としては、ワシントン州とマサチュセッツ州を監督する公民権局の代表らが出席していたことである。代表らは、会議を通じて、言語サービスの充実が公民権法履行のために必須であることを参加者に周知徹底した。また1998年の公民権局の指針の内容を会議の場で発表し、参加者の意見を聞いた。このやり取りがどの程度加味されたかは不明であるが、公民権局が2000年の指針の準備段階で、医療通訳士や関係者の意見を聞いていたことは特筆に値する。また、参加者が会議後、それぞれの地域で医療通訳の発展に尽力した。

おわりに

米国の州は50を数える。本章で挙げた3州の事例が医療通訳士の発展のすべてを網羅するとは言えないが、少なくとも創始期には、多くのステークホルダーが協働し、その後の発展の基盤を構築したことは明らかにできたと考える。また、基金団体とアドボカシー団体は、キープレーヤーであったと言えよう。

世界に多民族国家が多数ある中で、米国で医療通訳士が発展し、患者が無料で医療通訳サービスが受けられるようになったのは、移民や難民といったマイノリティに対する公民権擁護の精神が社会で根付いていることの証左と言えよう。

共通の課題であった倫理上のジレンマやプロとしての役割に関する悩みを解決するために、団体がイニシャティブを取り倫理規程や行動規程を設定したことが、医療通訳の質の担保に繋がったことは注目に値する。会員にとっては、団体がスキルアップと人的ネットワークを構築する機会を与えた意義は大きいと言えよう。日本でも、今後の発展を志向

する上で、団体としてこのような活動は必須と言えよう。

　米国の事例は、医療者に対する啓蒙活動の重要性や研究調査活動の必要性を示唆すると言えよう。異文化の患者の診察には、言語だけでなく、文化的背景を理解することが肝要であったことは注目すべき点である。在日外国人の出身国・地域は190余りと言われ、訪日外国人も増加傾向にあり、今日本の医療現場は国際化を求められている。医療通訳士のみならず、異文化の患者を診療する医療者にとっても、米国で蓄積された研究論文は、単に医療通訳の質の向上だけではなく、広く医療現場の国際化のための参考資料になると確信する。

　まだインターネットが十分発達していなかった1990年代に、全国からステークホルダーが一堂に会した会議は、単に情報交換する機会を提供しただけではなかった。会議での情報交換と人脈を生かし、各参加者がそれぞれの地域で医療通訳士のプロフェッショナル化に尽力したことからも、創始期にはこのような会議を開催することが非常に重要であると結論できよう。

　米国の発展の過程をそのまま適応することができないのは明白である。しかし、ステークホルダーを集め、情報交換し、共通の課題を討議し、発展に向かって議論を深めることは、日本でも可能であると考える。日本の医療通訳士の発展はまだ緒についたばかりかもしれない。しかし、医療通訳サービスを必要とする人がいて、医療通訳を生業として働きたい人がいて、ニーズを感じる医療者がいて、独自に医療通訳士を養成する地方自治体があるということは、すでに今後の発展を実現できるステークホルダーは顕在していることを意味するのではないだろうか。まずは、問題意識を共有できるステークホルダーと、協働する枠組みを構築するための協議の場を設けることが肝要ではないだろうか。

　国民皆保険制度を堅持する日本においては、ステークホルダーの中で政府や地方自治体の役割が大きいと考えられる。加えて、民間の基金団体にも、医療通訳の必要性について啓蒙し、社会貢献という視点で参加を呼びかける努力が肝要と考えられる。

米国でインタビュー調査を実施した際、日本の現状を伝えたところ、創始期に活躍した医療通訳士たちから以下のようなアドバイスがあった。この場を借りて伝えたい。

「団体を結成することが大事」

「社会が職業として認めてくれなくても、常に、『私は、医療通訳士です』と自己紹介すること」

「諦めないこと」

「最初から創ると時間がかかってもったいないから、私たちが創った行動規程や倫理規程を参考にしてください」

「私たちも頑張っています。日本の皆さんも頑張って！」

注

（1）誤訳についてではない。米国では、誤訳が訴訟に及んだ事例は非常に少ない。誤訳を証明することが難しいことが一つの理由である。

第三部

医療通訳士活動の実際

10章　自治体における医療通訳士教育について

李　節子

1. 自治体における「医療通訳」の必要性

医療通訳が必要とされる対象

　医療通訳が必要とされる対象者には、①日本に暮らす日本語が不自由な外国籍住民、②観光目的などで日本を訪れる外国人、③医療ツーリズム（検診・医療目的の訪日）目的の来日外国人、④大震災などでの外国人医療チームによる診療（医療者・患者間の通訳、日本人も含まれる）などがある。また、聴障害・視覚障害によって、保健医療従事者とのコミュニケーションに困難を伴うすべの人々にも、医療通訳は本来、必要とされている（図1）。

　近年、各都道府県において、医療通訳の取り組みが行われつつあるが、その目的や重点とするところはさまざまである。「医療ツーリズム」を誘致しようとするため、観光立県を目指すため、外国籍住民割合の高い集住地区での医療問題に対応するためなど、自治体の方策によっても異なる。

多文化共生社会と医療・保健・福祉

　2006年3月に、日本ではじめて総務省から「多文化共生の推進に関する研究会報告書〜地域における多文化共生の推進に向けて〜」が出された。この報告書では、医療・保健・福祉の取り組みについて、言語や習慣等のちがいに配慮した行政サービスを提供するように述べられてい

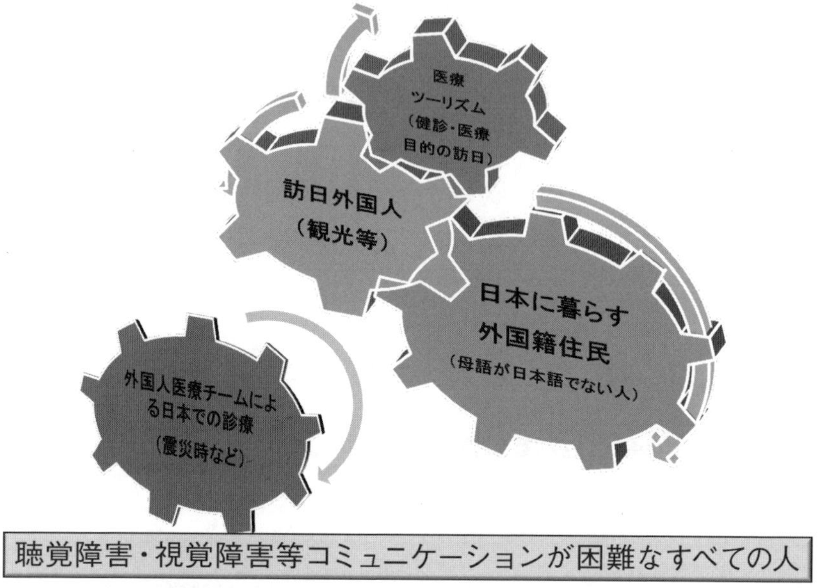

図1 日本で医療通訳を必要とする人々

（図中）
- 医療ツーリズム（健診・医療目的の訪日）
- 訪日外国人（観光等）
- 日本に暮らす外国籍住民（母語が日本語でない人）
- 外国人医療チームによる日本での診療（震災時など）
- 聴覚障害・視覚障害等コミュニケーションが困難なすべての人

る。今後、地方自治体が必要な取り組みとして、「広域的な医療通訳者派遣システムの構築」を挙げている（図2）。

　現在、各自治体における医療通訳の取り組みには、その方針によって、かなりちがいがみられる。しかし、外国籍住民が一人も暮らしていない都道府県はない。自治体の本来業務は、すべての住民の安全・健康を守ることにある。外国人住民に対する責務として、医療通訳派遣システム体制を早急に構築する必要がある。

さまざまな「壁」と医療通訳

　外国籍住民が、保健医療福祉サービスにアクセスしようとするとき、そこには、さまざまな「壁」が存在する。「言葉の壁」「制度の壁」「心の壁」などである。なかでも、「言葉の壁」は、最も深刻な問題である。そのことにより、外国人住民が保健医療福祉の制度から抜け落ち、遠ざ

10章　自治体における医療通訳士教育について

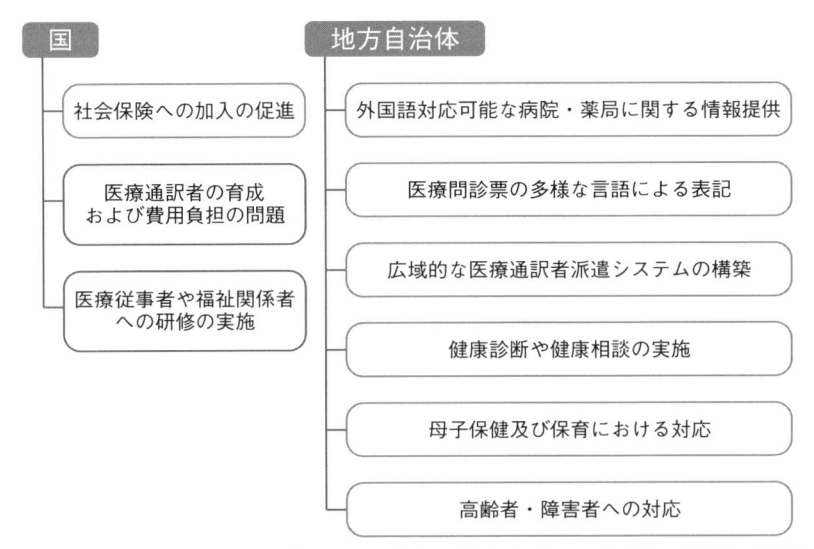

```
国
├─ 社会保険への加入の促進
├─ 医療通訳者の育成および費用負担の問題
└─ 医療従事者や福祉関係者への研修の実施

地方自治体
├─ 外国語対応可能な病院・薬局に関する情報提供
├─ 医療問診票の多様な言語による表記
├─ 広域的な医療通訳者派遣システムの構築
├─ 健康診断や健康相談の実施
├─ 母子保健及び保育における対応
└─ 高齢者・障害者への対応
```

図2　多文化共生の推進に向けて今後必要な取り組み（医療・保健・福祉）
（総務省「多文化共生の推進に関する研究報告書」2006年より作成）

かる。それが、"外国人だから""日本人だから"という疑念や、誤解、葛藤、不安を生みだし、相互の「心の壁」にもつながっていく。

　人間生活にとって、医療は基本的、必要不可欠なものであり、誰もが保障されるべき公正、平等を旨とする人権でもある。言葉の障害によって、受けられるはずの保健医療福祉サービスが享受できないという状況は、人の「健康権」に対する侵害とも言える。このことから、「医療通訳」は、法的に基本的人権条項のひとつにあげられている。

2．長崎県における医療通訳の取り組み

　これまで長崎県は、長崎を訪れる外国人観光客のさまざまなニーズに対応することを目的として、日本初の長崎県通訳案内士を誕生させてきた。2010年、外国人観光客（外国人宿泊客延滞在数）は年間約72万人であった。通訳案内士は外国人とのコミュニケーションにおいて大きな

役割を果たしている、しかし、外国人観光客が病気になったときの医療通訳には十分な対応ができておらず、課題が残されていた。そこで、保健医療分野に造詣の深い医療通訳の養成に取り組んだ。

　長崎における医療通訳養成に関する活動が始まったのは、2008年度「長崎医療通訳フォーラム」からである。長崎県立大学・大阪大学が主催し、(財)長崎県国際交流協会、長崎県通訳案内士協会が共催となって行った。このフォーラムの目的は、まず、広く人々に医療通訳養成の必要性を喚起することにあった。

　2011年度から、(公財)長崎県国際交流協会が設置主体となり、「医療通訳人材育成講座」が本格的に始まった。受講条件は「日本語およびその他の言語の日常会話に支障がなく、基本的な読み書きができること」とした。受講者は保健医療関係者、通訳士、教職者、事務職などさまざまなキャリアを有していた。授業内容は医療通訳に必要な知識・技術・倫理である。講師陣は、全国からの医療通訳の実践経験豊富な専門家と、長崎県の医療の実情について詳しい地元の担当者らで構成された。

　特記すべきは、2011年7月9日、第2回講座が医療通訳士協議会セミナーと合同開催され、そこで、日本初の「医療通訳士倫理規程」が公表されたことである。講座修了者は任意で(公財)長崎県国際交流協会に医療通訳ボランティアとして登録を行っている。

　2012年、長崎県は、長崎県「平成24年度長崎県重点戦略」の中に医療通訳人材育成を新事業として位置づけた。これは、全国でも初めてのことである。これにより、長崎県が設置主体の「平成24年度医療通訳人材育成講座」が開催された。

　この講座では、これまで以上に実践的、実務的な内容を多くとり入れた。また、長崎市民病院と協働し、病院での現地講義・視察が行われた。本講座の修了者には、長崎県知事名で修了証が授与されている。これら長崎における医療通訳養成講座の総計時間は58時間、総延べ人数は1278名となった。

　長崎における医療通訳の取り組みの成功のカギは、これらの活動過程

において、長崎県・公益財団法人長崎県国際交流会協会・長崎県立大学との協働関係が円滑であり、事前に、関係各機関との十分な連携がされていたこと、長崎県の世界に開かれた国際性豊かな土壌、受講者の潜在的能力の高さと情熱が大きかったといえる。

今後、各自治体において、医療通訳の取り組みを行う際には、各自治体の地域特性、実情にあった内容を考慮すべきである。まず、医療通訳に対するニーズを把握すべきである。

長崎県の外国人住民は約8000人であるが、自治体によっては、数十万にもなる。国籍（出身地）、必要となる言語、年齢層、居住実態、労働環境など実に多様である。

医療通訳可能なマンパワー・対応言語はどうか、協力できるNGOが存在しているかどうか。地域における医療機関との連携体制、自治体の方針・財源、地域住民の理解度なども事前に充分に検討する必要がある（図3）。

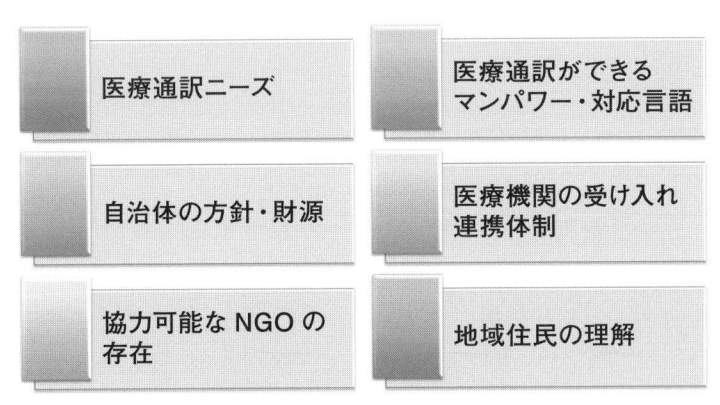

医療通訳ニーズ	医療通訳ができるマンパワー・対応言語
自治体の方針・財源	医療機関の受け入れ連携体制
協力可能なNGOの存在	地域住民の理解

図3　自治体・地域特性にあった医療通訳

3. 医療通訳士教育目標、教育モジュール

各自治体において、医療通訳を養成する場合、その特性を考慮する必

要があるが、同時に、「医療通訳士」に関する全国的な統一基準も必要である。医療通訳養成に取り組んできた自治体からは、「医療通訳人材育成講座の講義内容、時間、演習をどのようにすればいいのか、医療通訳士養成の基準を教えてほしい」との要望が出されており、修了者からは「どうすれば、医療通訳士になれるのか」と質問されている。

そこで、全国で実施された医療通訳養成講座、長崎県における医療通訳養成内容の詳細な分析、医療通訳士協議会での議論、世界の医療通訳士教育基準などを参考に、「医療通訳士」としての実践能力、教育目標、教育内容（モジュール）を作成した。「医療通訳士」に求められる実践能力として、4つのコアを挙げた（表1）。

1. 医療通訳士に必要な知識を有する
2. 医療通訳士に必要な技術を有する
3. 医療通訳士に必要な倫理を有する
4. 医療通訳士としての能力向上に努める

授業時間は最低40時間として、「医療通訳士」として身につける最低限の知識・技術・倫理内容が授業内容に含まれている（表2）。

4.「医療通訳士」が専門職として活躍するために

「医療通訳士」が専門職として、活躍し、よりよい実践を重ね、質を高めていくためには、次のようなことが必要である。

①「医療通訳士」基準の作成と周知、②「医療通訳士」教育における質の保障―教育目標・授業内容の統一基準、③「医療通訳士」コーディネーターの養成、④「医療通訳士」の就労・身分保障、財源の確保、⑤「医療通訳士」に関するネットワークの構築、⑥「医療通訳士」に関する研究・成果発表、⑦「医療通訳士」の必要性に関する社会的醸成などである。

表1　医療通訳士に求められる実践能力
（医療通訳士人材教育においてコアとなる到達目標）

1. 医療通訳士に必要な知識を有する
1）利用者の背景・多文化に関する知識があり、理解できる。 2）保健・医療・福祉に関する一般的な知識がある。 3）基礎的な医療用語と人体の構造・機能に関する知識がある。 4）医療通訳士としての役割・業務範囲・派遣システム等について理解している。
2. 医療通訳士に必要な技術を有する
1）医療通訳に必要な語学力を有している。 2）医療通訳を適切に実践する技術がある。 3）援助的関係を形成する能力（コミュニケーション・スキル）がある。 4）保健医療福祉関係者と協働・連携する能力がある。 5）医療通訳士として自己の業務遂行能力を自覚し、適切な対応ができる。
3. 医療通訳士に必要な倫理を有する
1）医療通訳士として、守秘義務を遵守することができる。 2）医療通訳士として、すべての人に対して公平・中立に通訳を行うことができる。 3）利用者のプライバシーを尊重することができる。 4）利用者との私的関係を回避することができる。 5）医療通訳士倫理規程を遵守することができる。
4. 医療通訳士としての能力向上に努める
1）医療通訳士として必要な知識・専門技術を維持向上する能力を有する。 2）医療通訳士としての価値と専門性を発展させる能力を有する。 3）自らの心身の健康保持と増進に努めることができる。

　現在、いくつかの課題は、克服されつつあるが、まだまだ、日本における医療通訳の取り組みには課題が残されている。国レベルの法整備は喫緊の課題である。

表2　医療通訳士教育内容

A.	講座名	医療通訳士協議会　医療通訳士（認定）講座	開講期間	3カ月～6カ月
B.	実施主体	都道府県・市区町村・自治体国際交流協会など	講座時間	40時間
C.	認定機関	医療通訳士協議会　認定講座修了証書 修了証発行者名　中村安秀（医療通訳士協議会会長）		
D.	講座概要	医療通訳士に求められる実践能力の基礎を修得する医療通訳士人材教育講座である。		
E.	授業計画			

回数・時間数	講座テーマ	講座形式	内容
第1回 4時間	医療通訳士に 必要な知識	講義	医療通訳総論、医療通訳士の役割と業務範囲、日本における国際化・グローバル化の現状、多文化理解、多文化共生など
第2回 4時間	同上	講義	医療・保険制度、医療機関、保健・福祉、保健衛生などに関する基礎知識、地域特性と医療通訳（地域のニーズ）
第3回 4時間	同上	講義	医療通訳技術とは、医療通訳に必要となる基礎的な医療用語、人体の構造・機能
第4回 4時間	医療通訳士に 必要な技術	講義および グループワーク	保健医療福祉関係者との協働・連携について、具体的な医療通訳技術演習（会話整理、メモ、態度など）、援助的関係・対人援助（コミュニケーションスキル）
第5回 4時間	同上	ロールプレイ	医療機関全般で必要となる一連の業務に関する通訳受付～診察～検査～治療～投薬～予約～入院～薬局～支払等
第6回 4時間	同上	ロールプレイ	分野別医療通訳技術演習内科、外科など
第7回 4時間	同上	ロールプレイ	分野別医療通訳技術演習産婦人科、小児科など
第8回 4時間	同上	ロールプレイ	分野別医療通訳技術演習地域医療、保健所、保育園、家庭訪問など
第9回 4時間	医療通訳士に 必要な倫理	講義および グループワーク	医療通訳士倫理規程、個人情報の保護、患者の権利擁護、プライバシーの保護
第10回 4時間	医療通訳士の 能力向上	講義および グループワーク	医療通訳士としての情報収集、能力維持・向上、セルフマネジメント、感染防止対策、医療通訳士コーディネーターとの連携

F.	評価	出席参加状況：4/5以上の出席 修了試験：筆記試験、口頭試験、レポート提出など
G.	その他	実施主体は、講座修了者にアドバンスコース（分野別医療通訳コース、コミュニケーション技術、医療専門用語、施設見学など）を設けるなど、医療通訳士の質の確保と向上に努める。 本講座内容は、医療通訳士が業務を行うために必要な最低限の授業内容を示したものである。

11章 「医療通訳」を創る
―医療通訳制度、人材育成、社会環境づくり―

重野亜久里

　「多文化共生センターきょうと」は、阪神淡路大震災で被災した在住外国人への支援活動を契機にスタートしたNPO団体である。震災直後から「相談」「医療」プロジェクトを行っており、医師、看護師、通訳ボランティアと共に、外国人が集住している地域の教会や団地の集会所などで多言語医療相談会を定期的に開催してきた。そうした活動を続けていた中、ある外国人患者が、言葉が通じないことを理由に入院を拒否され、治療が遅れて亡くなってしまうという事件が起こった。センターではこうした悲劇を繰り返さないように、医療機関での外国人の受け入れ環境の改善、医療機関で通訳を利用できる公的医療通訳制度の構築や、医療通訳人材の育成を取り組むべき優先課題として活動を展開している。

1. 医療通訳制度の立ち上げ「京都市医療通訳派遣事業」

　京都府の外国人登録者数は5万1822人（平成24年末、京都府国際課）で、京都市にはその約8割である4万676人が居住している。国籍は、オールドカマーである韓国・朝鮮籍が2万9544人と最も多く、中国（1万2835人）、フィリピン（1887人）、米国（1221人）、ブラジル（339人）とニューカマーが続いている。在留資格としては永住者、定住者が多いが、大学などの学術研究機関があるため、留学や人文知識・国際業務、

同行して来日した家族滞在が多いという特徴がある。

　京都で公的医療通訳制度を立ち上げるための実態把握として、京都府下の医療機関の外国人患者の利用実態の調査を行うと同時に、医療通訳の要望の高い中国帰国者のコミュニティでの実態調査（2002年）を行った。京都府下での調査では回答率が3%と低く、京都府の通訳のニーズは明らかにはならなかったが、帰国者のコミュニティで中心的に活動している2名の通訳者に対する調査では、医療機関での通訳は3カ月間で300件を上回っており、高い需要があることが明らかになった。利用患者の日本語理解度は、39.9%が「日本語が全く話せない」、40.6%が「聞き取りができるが話せない」と解答しており、全体の80%以上がことばの問題を抱えていた。高齢の患者が多く、慢性疾患による定期受診が必要であり、複数の診療科を受診する傾向があることも見えてきた。調査協力をしてくれた2名の通訳者は、医療だけでなく教育や行政などさまざまな場面の通訳も行っており、時には深夜に医療機関から突然通訳依頼を受けることもあるなど、大きな負担がかかっていることも明らかになった。

　こうした実態から、社会が支援する「仕組み」として、早急に医療通訳制度を構築しなければならないと強く感じ、2003年9月より当センターと京都市国際交流協会と協働で、医療通訳者を養成し、医療機関へ派遣する「医療通訳派遣システムモデル事業」を立ち上げ、患者が集中している医仁会武田総合病院へ中国語の通訳対応を開始した。2年目（2004年度）には、京都市も事業に参画し、現在は医療通訳を4つの協定病院に派遣している。派遣言語は中国語、英語、韓国朝鮮語で、約20名の医療通訳認定を受けた医療通訳者が活動している。

　通訳派遣は、利用者の多い病院では通訳者を病院に常駐させる常駐型、利用者がそれほど多くない病院では事前に予約を受けて通訳者を派遣する派遣型を取っている。本事業では、患者からの依頼を受けて派遣するのではなく、医療機関の依頼を受けて通訳者を派遣している。これは、患者が通訳者を連れてくるという認識が強かった医療機関に、事業

11章 「医療通訳」を創る

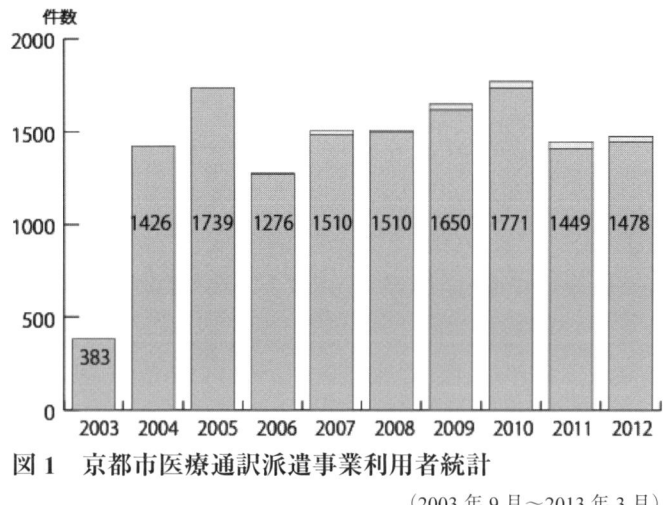

図1 京都市医療通訳派遣事業利用者統計

件数: 2003年 383、2004年 1426、2005年 1739、2006年 1276、2007年 1510、2008年 1510、2009年 1650、2010年 1771、2011年 1449、2012年 1478

（2003年9月〜2013年3月）

に積極的に関わり、利用者として医療通訳の必要性を認識してもらうためである。

　派遣件数は2003年の事業開始より約10年間（2013年3月末）の合計は約1万4000件で、一年の平均派遣件数は約1500件程である。中国語の通訳利用が全体の9割を占めている。次いで多い言語は英語で、留学生やその家族などの婦人科や小児科での利用が多い。英語の利用は、第2言語として英語を使用している患者が大半を占めている（図1）。

　医療通訳者への謝礼は1回3000円（3時間まで）と交通費、延長は1時間ごとに1000円が支払われる。制度を立ち上げた10年前では、医療通訳者として活動している人には、交通費のみで謝礼が支払われることは多くはなかった。そこで少しでも通訳者に謝金を支払いたいと考え、制度で予算を確保した。当時、通訳者に謝礼を出すこと自体が難しかった中で、これは大きな進展ではあったが、通訳者の社会的認知や通訳ニーズが高まっている現在でも、この金額は医療通訳謝金として定着してしまっている。通訳者に求められるレベルの高さ、責任の重さから考えると、この金額は決して妥当な金額ではない。優秀な通訳人材が医療

通訳者として活動を続けていけるよう、通訳内容や通訳経験によって金額を上げていくべきではないかと感じている。

通訳者の身分保障については、通訳を利用する医療機関に対して、通訳者自身が誤訳などの医療過誤を起こしたり、通訳者が訴訟に巻き込まれたりした場合に、個人で責任を負うことがないよう、医療機関が加入している医師の賠償責任保険で通訳業務を補償してもらっている。この項目は医療通訳派遣制度を利用する前提となっており、協定書を医療機関と取り交わしている。

医療通訳者は患者の命に関わる重要な業務であるため、充分な語学力、知識と技術、倫理を持っていることを条件としている。本事業では、活動する医療通訳者に対して、約半年のトレーニングを行っている。年に1回医療通訳養成講座を開催し、その参加者を対象に筆記、通訳テスト、面接などのテストを行い、十分な語彙と語学力、倫理、コミュニケーション力を有している者を1、2名採用している。

採用後は通訳研修生となり、派遣先病院で3カ月〜最大1年の実習を行う。通訳研修生はコーディネイター、先輩医療通訳者から指導を受けながら、現場の対応を学び、一人で医療通訳者として活動できるとコーディネイターから評価された時点で、医療通訳者として認定を受ける。認定を受けて、初めて医療通訳者としての身分証が発行され、各病院で医療通訳者として活動を行うことができる。

また、医療通訳者の他に、事業を円滑に進めていくためにコーディネイターを設置し、派遣事業の運用、現場の指導、サポートを行っている。現在、医療関係者や通訳者、通訳研修担当者などさまざまな立場のコーディネイターが5名活動を行っている。コーディネイターは講座の企画、病院実習プログラムの作成や実習指導、派遣調整やシフトの作成などの通訳者の労務管理、定期的に派遣先の病院へ行き、通訳姿勢、語学、医療知識、接遇などの指導や、通訳者が業務範囲を守り、適切に通訳を行っているかなどの確認を行っている。コーディネイターが入り、現場や通訳の状況を把握することで、大きな事故に至る前のヒヤリハットの

段階で対応したり、通訳者間や医療従事者、患者と通訳者の間に入って調整したり、現場での課題を研修などに組み込んでいくなど事業の羅針盤的な役割を担っている。

　派遣制度を行う中で、多くの外国人患者や医療機関から、精神保健分野や母子保健（周産期、幼児期）の通訳、移植治療やその治療目的で海外から来た患者の通訳、制度手続きのための役所や保健所などでの通訳、同意書、診断書等の翻訳など、専門的かつ広範囲の対応を求められるようになってきた。そこで、より専門的で柔軟な通訳派遣ができないかと考え、2009年より京都市医療通訳派遣事業とは別枠で、専門分野の通訳対応を行う「ことさぽ（多文化通訳派遣事業）」を開始した。「ことさぽ」事業では、別途通訳基準を設け、母子保健（周産期・幼児期）や精神分野に関する専門研修を実施し、通訳能力、知識、経験豊富な通訳者を派遣している。

2．即戦力となる医療通訳者を育てるには

医療通訳の共通基準の策定と教材づくり

　医療通訳者を目指す人から「どうしたら医療通訳者になれますか？」「医療通訳者になるには何が必要ですか？」という質問を受けることがある。しかし、医療通訳の共通基準はなく、派遣団体や所属団体、個々の通訳者によって異なっているのが実状であった。そこで、2010年に当センターと「多言語リソースセンターかながわ」が全国の医療通訳を養成・派遣する団体に呼びかけ、各団体の養成の経験や派遣を通じての知恵を共有し、実践者の視点から「医療通訳者とは何か？」を議論し、「知識」「技術」「倫理」の3つの項目からなる「医療通訳共通基準」を作成した（2章参照）。この基準は、各地域の医療通訳を目指す人、医療通訳を育成する団体の指針、指標やJAMIP（外国人受け入れ認証制度）の認証を持つ医療機関での医療通訳の規約としても活用されている。

センターは 2011 年にこの基準にもとに、医療通訳テキスト「医療通訳の実学・実技・実践」を作成した。これまでの医療通訳教材では語学や通訳技術を取り上げたものが多かったが、現場では、コミュニケーション力や医療通訳者としての倫理を持つことも同様に重要である。そこでテキストでは、基準で示されている項目を中心に医療通訳に必要な医療知識、通訳技術や通訳倫理、コミュニケーション、対応方法などについて実際の事例を交えながら概説を行った。またセンターの通訳研修で実施しているグループワークやロールプレイなどの演習も入れ、学習者自身が考えながら学んでいけるように工夫している。

　テキストでは、できるだけ現場に必要な項目を取り上げているが、座学や模擬演習だけでは現場感を身につけることは難しい。医療通訳者として活動するには、座学だけでなく実際の病院見学や通訳実習などが必要である。センターの事業では、通訳研修の後、患者や病院の承諾を得て病院での 3 カ月以上の実習を行っているが、病院に実習協力をしてもらうことは難しく、各地の団体や通訳者から医療現場で通訳する様子を見学したい、京都で病院実習を受け入れて欲しいなどの相談を受けることがある。そこで現場の雰囲気を理解することができるよう、病院で医療通訳している様子を撮影した映像教材を作成している。通訳を派遣している医療機関や医療従事者の協力を得て撮影を行い、内容には、言語ごとの外国人患者の特徴的な事例も盛り込み、実際の医療通訳にできるだけ近づけたものを心がけた。併せて場面ごとに医療通訳者が注意すべきポイントも付している。現在、需要の多い英語版（脳神経外科）、ポルトガル語版（婦人科）、中国語版（内科）の 3 言語で作成しており、現場の雰囲気を知る教材として通訳の研修会などで活用している。

医療通訳者の養成について

　医療通訳研修の参加には、基本的な語学力がある（専門的な医療用語を除き、母語と通訳言語において十分な語彙、表現力がある人）ことが前提である。医療通訳の共通基準には医療通訳に必要な項目がすべて挙

げられているが、全項目について研修で取り上げるには最低30〜40時間程度は必要である。しかし、この時間にこだわらず、受講者の経験やスキルに合わせてカリキュラムを設定してもよいだろう。通訳経験が豊富な者、あるいは医療資格を持っている者に対しては、不足している項目の履修だけで良い場合もあるし、逆に通訳技術や医療知識が不足している場合は、もっと時間をかけて学んでいく必要がある。

　これまで研修を実施してきた経験から、参加者の背景や経験によって強化すべき項目が異なっており、それに合わせて柔軟に研修プログラムを変えるのがよいと感じている。コミュニティで活躍している通訳者は、家族や友人など身近な人の通訳からはじめた人も多く、通訳経験が豊富ではあるが、独自の通訳スタイルを持っていることが多い。また、今まで通訳技術のトレーニングを受けたことのない人もおり、トレーニングを受けることで、実力をぐっと高める人も多い。そのため、通訳技術、通訳姿勢に重点をおいた研修をするのがよいと感じている。また語学学校や通訳学校を出ている参加者に対しては、医療知識や現場での通訳実習を、医療資格をもつ参加者には、医療通訳者としての姿勢（倫理）や通訳技術を丁寧にやった方が良いだろう。

　語学学校を除き一般向けの医療通訳研修では、参加者にかなりの能力、経験差があることが多い。それぞれ伸ばすポイントが異なるため、受講者の語学レベルを統一する、少人数で集中的に研修を行うのが効果的である。医療通訳者の育成において丁寧に時間をかけて行うことは良いが、しかし、研修を充分に行えば即戦力となる医療通訳者が育つのかと言えば、そうではない。研修は医療通訳に必要な技術や知識などを取り上げているが、学習者自身がその知識や技術を身につけていくには、日々の積み重ね、繰り返しのトレーニングが必要である。つまり定着させるのは通訳者自身の努力なのである。

　また、通訳者の養成には、研修と同様に現場での実習が重要である。研修を受けて知識として医療通訳を理解できていても、医療現場ですぐに実践することは難しい。病院実習は、研修で学んだ知識や技術を実践

的に活用し、しっかり習得することができる効果的な研修である。病院実習では単に病院で業務を行うだけでなく、研修で履修した内容を十分に理解しているか、コーディネイター（トレーナー）などが介入し、定期的な確認や指導を行っていくことが必要である。

　センターでは「医療通訳共通基準」を研修カリキュラムの作成や評価基準として採用しており、これまで、京都市、滋賀県、岐阜県の医療通訳研修を担当している。研修や病院実習時間については、基準に合わせて丁寧に時間をかけたいところがあるが、実際には予算等の限りがあるため、選考基準を高く設定する、養成人数を少なくするなどの工夫をしている。

　京都市医療通訳事業では、8時間～10時間のロールプレイを含めた研修会参加者を対象に選考を行い、合格者には、約3カ月間の病院実習を実施している。滋賀県では（2011年～）、医療機関で通訳者を雇用する際の研修（12時間）と、採用のための能力評価（テストの実施）、現任研修（8時間）を実施している[1]。採用後は、OJT形式で病院での実習を行っている。岐阜県では専門知識と経験を有した職業人としての医療通訳者を養成することを目的とした事業であったため、「医療通訳共通基準」で挙げられている全項目を取り上げ、57時間の研修と医療機関での約3カ月間（2012年11月～2013年2月末）の通訳実習を行った。時間をかけて丁寧な研修ができたこと、また病院の協力を得て長期間の病院実習を行うことができ、理想的な養成を行うことができた。表1に事業で実施した医療通訳養成プログラムを紹介する。

3.「医療通訳」の認知を広めるための医療従事者に向けたアプローチ

　ある日、医療機関からセンターに「今すぐ通訳者を紹介してくれないか？」という突然の依頼があった。詳しく状況を聞いていくと、留学経験のある大学生に、患者に対する同意書の説明やサインを求める場面の通訳をお願いしたところ、内容が専門的すぎて通訳できずにそのまま

帰ってしまったので、困っているという。医療機関としては、言語能力があれば医療通訳ができると考えていたようだが、同意書に書かれている日本語は日本人でさえ難しい内容である。通訳者は、言語の専門家ではあるが、必ずしも医療従事者と同じ知識を持っているわけではない。通訳は右から左に単語を置き換えるのではなく、用語を理解し、適切な語彙や表現を選ばなくてはいけない。それには一定の医療知識や語学力、通訳技術が必要である。

　外国人患者が受診した時、医療従事者から「次回は誰か日本語を話せる人を連れて来てください」と言われることがよくある。患者は、日本語ができる子どもや友人を探して、連れてくることが多いが、その中には、通訳技術や医療知識が不十分な通訳者もいる。また、日本語ができても語彙や言語が定まっていない子どもが医療場面の通訳を行う危険性や、親の通訳を行うという倫理的問題もある。外国人患者が日本で安心して医療を受けるためには、語学力、通訳技術を持った医療通訳者が不可欠であり、そのことを医療従事者が理解し、適切に通訳を活用してもらうことが医療機関にとっても、患者にとっても有益であると考えている。そこで、センターでは医療従事者に向けて外国人患者の受け入れを広げ、医療通訳を理解し活用してもらうための取り組みにも力を入れている。

　一つ目の取り組みは、医療従事者向けの書籍『医療従事者が知っておきたい外国人患者への接し方』の発刊と、それをベースにした研修の実施である。この書籍は、センター内で自主的に活動している医療従事者たちの集まり「外国人医療カンファレンス」と共に、外国人患者の対応の際に注意すべきポイント、通訳者の現状や課題、利用時のポイントなどをまとめたものである。また、このテキストを活用し、外国人患者への接し方や医療通訳について院内研修、講演やワークショップなども積極的に行っている。

　二つ目の取り組みは、看護学生の実習受け入れである。受け入れは通訳を派遣している病院で看護実習を行っている京都市内の看護大学に

表1　医療通訳養成プログラム（2012年度「岐阜県医療通訳人材育成事業」において

本カリキュラムは医療通訳共通基準をもとに、岐阜県医療通訳育成事業の評価をふまえ作成している。

医療通訳基礎	患者背景・多文化に関する知識・理解※	患者等の生活背景	在留資格制度や患者等の生活状況、日本語
		患者等の出身国・地域の文化	患者等の出身国・地域の宗教、習慣、価値
		患者等の出身国・地域の医療	患者等の出身国・地域の医療制度、医療実
	基礎的な医療知識	基礎的な医学用語	基礎的な病気とその症状に関する用語（問
		医療機関における受診の流れ	受付、診察、検査、治療、会計、薬処方な
		患者の心理	病気になったときの人間の心理（怒り、不
		薬に関する知識	処方薬と市販薬、薬の種類（内服、外用）
		診療科に関する知識	各診療科と主な疾患
		医療従事者の役割と傾向	医師、看護師、医療ソーシャルワーカーな日本における医療従事者の医療実践スタイ
	通訳者の姿勢・倫理	基本的な人権の尊重	国籍、人種、民族、宗教、信条、年齢、性的状態、健康問題の性質等にかかわらず、
		守秘義務	職務上知り得た患者情報等の秘密の保持
		プライバシーの尊重	患者等の意に反して患者等のプライバシー
		中立・客観性	通訳の業務範囲を守り、利用者に対して自通訳に自分の価値観や主観を混ぜないこと
		利用者との私的な関係の回避	利用者と個人的な関係を構築しないこと通訳者は、人間関係上もしくは感情面などその立場を利用して、利用者から個人的な
		健康の保持増進	業務と私生活とのバランスを保つなど、通

※日本語話者、日本で学校教育を受けた受講者に推奨。母語が日本語ではない受講者の場合は日本を中心の講

医療に関する知識	医療知識	身体の組織とその機能	身体器官のしくみに関する知識（解剖学＊）
		病気のしくみと治療	一般的な疾患とその治療（病態生理と治療＊）
		医療保険・保健福祉制度	各種健康保険制度、出産一時金、公費負担
		検査に関する基礎知識	主な検査方法や治療方法、投薬・服用方法
		保健衛生に関する基礎知識	感染症対策、予防接種に関する基礎知
通訳技術	通訳技術※	相手の話を聞く	集中力・リスニング力（聴解力）
		理解する	話の内容を的確に理解する力
		記憶する	短期的に記憶を保持する力、それを助ける
		伝える	十分な語彙、表現、構文、文法力発音や声の質、場面に応じた伝達力

※通訳技術は「相手の話を聞き」それを「理解し」、短期的に「記憶し」、対象言語（もしくは母語）で相手に

ロールプレイ	実践的技術	通訳の中断・内容確認	利用者の発言内容があいまいな場合に通訳必要に応じて辞書を引くこと
		状況判断	不測の事態に冷静に対応するなど、現場の
	コミュニケーション・スキル	対人援助の基礎技術	相手が話しやすい、落ち着いた態度で接す温かい視線、身体言語（非言語的コミュニ適正な席・位置を確保できること
	倫理	中立・客観性	通訳の業務範囲を守り、利用者に対して自通訳に自分の価値観や主観を混ぜないこと
		正確性	上記の知識と技術の各項目に記載されたこ通訳は、忠実かつ正確に行うとともに、患
グループワーク		専門性の維持・向上	通訳能力の維持、向上に努めること常に通訳者として必要な新しい制度の理解
		学習方法	自分自身で学習する方法、情報収集の仕方
見学・病院オリエンテーション		職業倫理・マナー＊	医療職者としての姿勢、マナー、患者への
		信頼関係の構築	利用者を尊重し、利用者が話しやすい態度相手を思いやる気持ちを持つこと
		医療従事者、支援団体や専門家との連携・協力	医療従事者や関係者との連携・協力関係を患者等からの相談などを一人で抱え込まな
中間研修（レベルアップ研修）		個別課題に関する研修＊	個別課題に関する研修　医療知識、通訳技
病院実習※			医療通訳業務（医療者の同席のもとで行う）患者が医療機関を受診する際の受付支援なない）

※通訳者の育成には、座学だけでは不十分で現場実習は不可欠である。医療現場での活動経験、通訳経験によ

11章 「医療通訳」を創る

実施した通訳研修プログラム）

理解が不十分な患者等の医療場面での困難な状況などに関する知識・理解 観の違いに関する知識・理解 践スタイル（日本との違い）に関する知識・理解 診で使用される程度）の知識 ど受診の流れにそった患者等の動きに関する知識 安等） と飲み方 ど医療従事者の種類と役割に関する知識 ルに関する認識 別及び性的指向、社会的地位、経済的状態、ライフスタイル、文化的背景、身体的精神 すべての人をかけがえのない存在として尊重し、公平に対応すること に踏み込まないこと らの意見をさしはさんだり、助言したりしないこと で公平な通訳が難しいと感じる依頼は引き受けないこと 恩恵を受けないこと 訳者自身の心身の健康保持と増進に努めること	2日〜 （12時間〜）

義を推奨する。

制度、海外旅行傷害保険などに関する知識 に関する基礎知識 識	2日〜3日 （12時間〜）
メモ取りの技術	2日 （10時間〜）

「伝える」作業とそれに付随する技術であるため、掲載順はその順序に従っている。

を中断して、再度会話内容の確認ができること 経験から得られる知恵、臨機即応の対応 ること（傾聴） ケーション）に気を配ること らの意見をさしはさんだり、助言したりしないこと とを最大限に生かすこと 者等の背景や文化について考慮すること	1日 （6時間〜）
やより深い知識の習得に努める意欲をもつこと	1日 （6時間〜）
接し方 を保つこと 大切にすること いこと	2日 （5時間〜）
術等各自が弱いと思われる項目　言語別が望ましい	1日以上
どの業務（外国人患者の受診の多い病院での実習が望ましい、翻訳等の業務は基本行わ	2ヶ月〜 通訳時間 50時間〜

って時間数を減らしても良い。

（作成：特定非営利活動法人　多文化共生センターきょうと）

限っているが、看護学生は約半日、患者と医療通訳者に同行見学を行う。医療通訳者の実際の活動を見て、外国人が受診する時の不安や困難、医療通訳者の業務やその重要性を理解してもらうことが目的である。実習では、積極的に通訳者や患者に質問をする学生が多く、共感や理解を深めてくれているようである。これから臨床に入っていく看護学生へのこうした働きかけも、医療現場の外国人患者の対応の改善や医療通訳の認知に繋がっていくのではないかと考えている。

4. 多様な支援環境づくり「ICT（情報通信技術）を活用した医療支援アプリの提供」

「必要な時にすぐに通訳対応してほしい」「24時間、多言語での通訳の対応をしてほしい」。これは、医療現場や外国人患者から、必ず出される要望である。しかし、人材の確保、待機時も含めた通訳費用の担保はほとんどなく、常時多言語の通訳を確保し、いつでも派遣できる状態を維持することは現実的には困難である。そこで24時間いつでも対応できるスマートフォンやタブレット端末などの機器を使って、医療現場の多言語のコミュニケーションを支援するアプリの開発、提供を行っている。

近年ICTのめざましい発展により、多言語の自動翻訳や音声合成、音声認識ができるようになっている。テレビで日本人と外国人がそれぞれの言語で、スマートフォンを介して会話しあうというコマーシャルを目にした人も多いと思うが、その時に使われているのがこの技術である。センターでは、この技術に注目し、2006年より産官学民連携の研究である言語グリッドプロジェクトに参画し、大学や企業、研究機関と共にICTを活用した多言語医療支援システムの開発を行っている。人間の優秀な通訳者にはまだまだ及ばないが、24時間の対応、多言語間の簡単なコミュニケーションはスムーズにできるようになってきている。

現在、和歌山大学吉野研究室と共同で、スマートフォンやタブレット

（iOs，android など）で利用できる多言語医療アプリケーションを開発し、通訳を見つけられない外国人患者や、急な外国人患者の受診に対応する医療関係者に対して、支援ツールとして活用できる下記の5つのアプリを提供している。

ナースのためのぷち通訳

看護師と外国人の入院患者とのコミュニケーションを支援するアプリケーションである。「仰向けに寝て下さい」などの動作指示から「食べ物のアレルギーはありますか？」などのアナムネ聴取の他、入院時の説明、症状の確認、クリニカルパス等17の看護場面での、看護師から患者への声かけや指示1200用例を収録している。また患者から看護師に向けての質問やあいさつ、返答、症状の訴えなども約550用例を収録しており、本アプリを使って看護師と外国人患者が双方向のコミュニケーションをはかることができる。

多言語科目問診システム（Tack Pad）

iPad などで、診療科毎の問診を行うことができる。従来の多言語問診は、多言語で患者が記述した内容の翻訳が難しいため、事前に提示された回答を選択する様式が多かったが、このシステムは患者が自由に記述したコメントの翻訳も可能である。現在、英語、スペイン語、ポルトガル語、中国語、韓国・朝鮮語の5言語に対応しており、滋賀県の3つの医療機関に導入されている。

多言語問診システム（M^3 voice）

自分の症状を多言語に翻訳し、発話することができる。日本語、中国語、英語、ポルトガル語、スペイン語、ロシア語、韓国・朝鮮語、インドネシア語、やさしい日本語に対応しており、中国語→ポルトガル語などの多言語間での翻訳や発話も可能である。リリースからこれまでに2万5千件以上ダウンロードされており、日本だけでなく世界のユーザに活用されている。

多言語医療受付支援システム

病院の受付窓口の支援を行うシステム。保険証、初診、紹介状の有無

などを患者に確認しながら窓口へ案内したり、受付問診や院内の道案内、多言語の診察申込書の印刷を行うことができる。対応言語は中国語・韓国・朝鮮語・ポルトガル語・英語・スペイン語・日本語。現在、京都大学医学部附属病院、東京大学医学部附属病院、公立甲賀病院をはじめ、8つの医療機関で利用されている。

「You tran」

iPadなどの端末を活用して遠隔から医療通訳者が通訳を行うことができるテレビ電話システム。滋賀県で各病院が連携して医療通訳を相互利用するシステムとして導入する予定である。

5. 医療通訳者に求められるもの

医療通訳の養成と派遣を行っていると、この通訳者は安心できる、次回も使いたいと感じさせる通訳者がいる。高い語学力や、専門知識を持っている通訳者が優秀かというとそうとは限らず、語学や通訳技術にプラス α があると感じている。

・異分野、異文化の中で自分の業務を行っていく度胸とコミュニケーション能力がある人。

医療通訳者は単独のことが多く、周りに同僚の通訳者がいることは稀である。時には通訳に慣れていない医療従事者や患者、非協力的な医療従事者に遭遇することもある。また、医療従事者、患者とその家族の中に入り、うまく交通整理しながら、通訳を行い易い環境を自身で作っていかなくてはならない。

・必要以上に患者や患者の家族に感情移入せず、冷静に通訳ができる人、通訳業務を引きずらず、パブリックとプライベートをきちんと切り替えられる人。

医療通訳では、告知などシリアスな場面に出会うことも少なくない。これは活動を通じて実践で習得していくものでもあるが、医療通訳者として必要な要素である。

・通訳能力の維持、向上のための努力を惜しまない人、必要な情報を収集し、習得していく努力をする人。
 どんなに優秀な通訳者でも最初からできるわけではない、できる通訳者になっていく人は常に向上心をもち、自分自身をスキルアップしていく人である。実際に経験が豊富で能力が高い通訳者ほどこの姿勢を持ち、常に自分自身をブラッシュアップし続けている。この姿勢を持つ通訳者は確実に実力を伸ばして成長し、優秀な通訳者になることができる。
・足さない・引かない人、通訳業務範囲、通訳者としての姿勢（倫理）を守ることのできる人。
 言葉を「足さない・引かない」ことは通訳をする上での基本中の基本である。しかし、意外にもこの基本が守られていない通訳者は多い。語彙や表現力が不足している場合に、言い換えてしまう人もいるのだが、通訳能力や技術が高い人でも患者の病状把握ができ、信頼関係が出来てくると患者に良かれと思い、思わずアドバイスが入ったり、噛み砕いて説明しようとして付加情報が入ってしまったりすることもある。また、医療従事者の早くして欲しいという空気に気押されてか、あるいは切れ目のない早口の説明のためか、中断できずに要約的に通訳してしまう人もいる。逆に経験豊富なため、段取りや説明内容を何度もしているので、要約してしまうこともある。基本中の基本ではあるが、やはりこの姿勢を崩さない通訳者は安心できる。

　筆者は、他団体の採用時または派遣前の医療通訳者の能力評価や、雇用している通訳者のスキルアップ研修なども担当しているが、語学力、技術力だけでなく、倫理的なポイントも評価点に組み込んでいる。

おわりに

　センターが外国人患者から「病院に通訳を配置して欲しい」という要望を受けて、医療通訳を養成・派遣する制度を構築したのは、今から

10年前の2003年である。事業開始当初は、医療機関の医療通訳の受け入れは消極的で、医療通訳者の専門性や重要性はあまり認知されていなかった。また、医療通訳者の養成や派遣を行う事例も少なかった。医療通訳を派遣する仕組みや、通訳を養成するプログラム、医療通訳評価基準など、現場のニーズや、課題に合わせて、通訳者、コーディネイター、事業関係者たちと議論を重ね、試行錯誤しながら手探りで一から作り上げてきた。こうした経験がセンターの財産になり、ノウハウになっている。そのおかげで、多くの医療通訳養成や派遣事業の立ち上げに関わらせてもらう機会も得ることができた。

　外国人患者の状況や社会的環境も大きく変化してきている。在住外国人の増加、医療現場における言葉の問題のクローズアップ、最近では国際医療交流の推進などにより「医療通訳」が注目を集めるようになった。医療通訳養成も活発になり、自治体で医療通訳派遣制度が構築されたり、医療機関で通訳者が雇用されたりするようになってきた。これまでは、「医療通訳」に関する制度、人材、社会環境を創りあげる10年であったが、これからの10年は、新たな視点を入れながら「医療通訳」をさらに発展させ、広めていきたいと思っている。

注

(1) 滋賀県の3病院で組織された「多言語医療ネットワーク協議会」が中心となり、2011年から3病院で医療通訳者の雇用と通訳サービスの提供、ICTを活用した多言語医療支援機材導入を行っている事業。現在、ポルトガル語4名、スペイン語2名、中国語1名が雇用されている。滋賀県は、工場が多くブラジル人が多数居住しており、通訳利用もポルトガル語が最も多く、通訳開始後9カ月間（2012年4-12月の統計）で2253件もの通訳対応を行っている。

12章　外国人集住地区における医療通訳派遣システム―東海地方―

伊藤美保

1. 東海三県の外国人

　愛知、岐阜、三重の東海三県はモノづくりが盛んであること、少子化に伴う若年労働者の減少により、南米からの日系人、アジア出身者を中心に間接雇用の形態による受け入れが進んだ。2008年末のピーク時には三県合計の外国人登録者数は29万3641人で国籍別では、ブラジル（12万1124人）、中国（7万3545人）、フィリピン（3万9727人）、ペルー（1万3476人）で、在日のブラジル人の38.8%、中国人の11.2%、フィリピン人の18.9%、ペルー人の22.6%が居住していた。しかし2009年以降、いわゆるリーマンショックの製造業不況により、ブラジル人の多くが失業、帰国し、さらには東日本大震災の影響もあり、2011年末では20万696人で、ブラジル（8万3232人）、中国（7万1833人）、フィリピン（4万870人）、ペルー（1万1923人）に減少し、総人口に占める割合は三県平均で2.47%である。

　愛知、岐阜県ではブラジル人とペルー人が外国人全体の3割を占め、三重県では4割を超している。また三県ともフィリピン人は漸増傾向で10数パーセントを占め、その中には日系フィリピン人が南米の日系人と一緒に製造業で働いている。一方、在留資格は一定の在留期間が定められている「定住者」資格から、在留期間に制限のない「永住者」資格への切り替えが進んでおり、日本を生活の拠点に考える永住志向のラテン人が集住する地域になってきた。

外国人住民が地域社会の構成員として共に生きていく施策を推進するため、このような南米からの外国人が数多く居住する行政等の都市間連携である「外国人集住都市会議」が設立された。会員都市29都市（2012年4月1日）のうち、愛知県4、岐阜県3、三重県5と東海三県の都市が半数近くを占めている。同様な取り組みとして、愛知、群馬、岐阜、静岡、三重、長野県と名古屋市が協力して設置した「多文化共生推進協議会」では、情報の共有と広域的な施策展開と問題解決に取り組むとともに、毎年、国への要望活動を行っている。

2. 医療通訳者養成の萌芽期

　愛知県内では日系南米人の労働人口増加に伴い1990年前半から、岐阜県内では2000年頃から、医療機関がバイリンガルの日系人通訳者を主に看護助手、兼通訳として雇用し、外国人患者と医療関係者のコミュニケーション・ギャップを補足している。南米人の多くは15～64歳の生産年齢人口であるため、家族の呼び寄せ、結婚、出産、子育てなど、人生における一代イベントをこの地域で過ごすことになる。そのため通訳配置の医療機関は、集住地域の基幹病院の他、産婦人科、小児科、歯科が主だった診療科である。ブラジル人は矯正歯科、審美歯科に対するニーズが高いが、日本においてそれらは自由診療である。

　通訳はOJT（オン・ザ・ジョブトレーニング）によって医療通訳に必要な知識や能力を習得しており、現在では愛知県内で20軒以上、岐阜県内で5軒以上の医療機関が、常勤、非常勤の通訳者を雇用し配置している。保健医療において通訳はそれを医療側と患者側の双方の文脈に沿って解釈し説明していくことで相互理解を促し、不安や疑念を払拭することで信頼関係を構築する調整的な役割を担っている。しかし、通訳者の質やレベルを維持向上する機会はほとんどなく、責任の所在や身分保障が不明確であり、医療通訳者は孤立しがちな存在である。

　全国では2002年から神奈川県で、翌年から京都市で、それぞれ認定

NPO 法人 MIC かながわ、特定 NPO 法人多文化共生センターきょうとに委託して、医療通訳システムを構築し、医療通訳者を養成、派遣している。東海三県でも三重県国際交流財団が県の委託事業として、2003 年からブラジルの医師免許をもつ講師によるポルトガル語の医療通訳研修を実施している。愛知、岐阜県内で既に雇用、配置されていた通訳者たちは、自身の通訳能力に対する不安と研修の機会への渇望から、三重県まで足を運び、学ぶ喜びと共に学ぶ友人を得て刺激を受けていた。

　また愛知県立大学では地域社会のニーズに応えるため、2007 年から外国語学部及び看護学部の教育研究の経験を活かし、医療分野のポルトガル語、スペイン語講座を開講し、主に医療従事者を対象として外国人受診者との間のコミュニケーション支援能力を養成している。

3. あいち医療通訳システム

　愛知県が 2009 年度に実施した外国人県民意識調査で「生活上最も不安に感じること」として、「医療機関で言葉が通じないこと」が最も多かったことから、医療通訳派遣で先進的な取り組みをしている他地域を参考にしながら、一定レベルの知識、スキルを持った医療通訳を派遣するためのシステム構築の検討を始めた。2010 年度に医療関係団体、大学、愛知県、NPO、愛知県、県内の市町村からなる検討会議を立ち上げ、システム案を策定した。翌年に県事業として医療通訳者を英語、ポルトガル語、スペイン語、中国語の 4 言語で養成、外国人集住地区の基幹病院に派遣し、半年間で 325 件の通訳派遣、137 件の電話通訳の利用があった。半年の試行結果を踏まえ、2012 年度から愛知県多文化共生推進室を事務局とした「あいち医療通訳システム推進協議会」を実施主体とした、通訳派遣、電話通訳、文書翻訳のシステムの運用が開始された。

　愛知県医師会などの医療関係団体、県内の大学、県内の全市町村および愛知県の全 64 団体で構成し、県内全市町村と愛知県の負担金により、システム・インフラ部分の通訳者養成や派遣コーディネートに係わる外

部委託による運営事務局経費を賄っている。一方で通訳派遣に伴う謝金等の利用料については、医療機関と外国人患者が原則として半分ずつ負担している。また、県内の大学は研修会場等の貸与やテキスト作成・翻訳を無償で行っている。このように医療機関、大学、行政および外国人患者が連携し協働することで、外国人住民の医療環境の向上を目指している。

このシステムを利用できるのは、あらかじめ登録された県内の医療機関等である。通訳派遣の対応言語は、英語、中国語、ポルトガル語、スペイン語にフィリピン語を加えた5言語で、原則、派遣日の3日前までのFAX、メール依頼に応じて運営事務局でコーディネートした通訳者を派遣している。利用料は2時間で3000円、インフォームド・コンセントなどの高度な内容は2時間で5000円で、原則として、医療機関と外国人患者が2分の1ずつ負担することになっている（http://www.aichi-iryou-tsuyaku-system.com/mi/tebiki201301.pdf）。

電話通訳はハングルを加えた6言語で24時間・365日対応し、月20分・1000円から月400分・10000円までの4コースの利用料設定がある。外国への患者紹介状等の文書翻訳は5言語、A4サイズ1枚3000円で請け負っている。また医療機関用として、同意書や妊婦用、子ども用などの患者説明の翻訳資料、保健所・保健センター用や医療制度の各種マニュアルの翻訳版である「医療機関等外国人対応マニュアル」もホームページでダウンロードが可能である（http://www.aichi-iryou-tsuyaku-system.com/manual/index.html）。

通訳者の養成に係わる大学は主に外国語指導を得意とした4大学で、他に外国人患者と係わることが多い病院の医療職やNPOを講師として、医療通訳に必要な知識、心構え、通訳技術等について36時間に及ぶ研修を実施し、2011年度は89名、2012年度は65名を「あいち医療通訳システム通訳者」と認定した。認定通訳者は平日に派遣されることもあり、6割は日本人、約9割は女性である。

2012年4月から2013年3月末までの通訳派遣は464件で、そのうち

一般的な通訳が9割近くを占め、ポルトガル語50.2%、スペイン語27.5%、中国語10.7%、英語8.8%、フィリピン語2.5%であった。電話通訳は263件でポルトガル語47.1%、英語21.6%、中国語15.2%、スペイン語10.2%、フィリピン語5.3%であった。運営事務局は、医療機関と通訳者の関係調整に加えて、事例集積とその分析を関係機関にフィードバックすることや、通訳者を精神的に支える役割として期待される。

通訳システム導入による外国人患者の受診行動の変容を医療側も感じ取っている。特にHIV感染者は身体的、心理的状態、更には家族の社会状況の把握が可能になったことで、的確な情報説明が可能になるという、患者側、医療側双方への効果が現れ、定期受診行動に繋がり、受診継続支援や長期予後改善に効果的であるという報告もされた。

さまざまなルートを通じた営業、広報活動もあり、システム登録している医療機関は2013年4月現在67機関になり、地域医療圏の基幹病院、エイズ拠点病院は、ほぼ網羅している。しかし、通訳利用に関して登録医療機関内において、周知されていないケースも多いため、利用件数に伸び悩んでいる。今後ともあいち医療通訳システムを維持、発展させていくため、キャラクター等を公募し、愛称AiMIS（アイミス）として広く普及させることを目指している。

4. 三重県の医療通訳派遣制度

三重県の委託事業として三重県国際交流財団（以下、MIEF）は2003年から医療通訳者を養成、翌年から研修修了者の派遣事業を行っており、医療機関だけでなく、外国人患者からの派遣依頼も受け付けている。平日の通訳ボランティアの確保、費用負担、医療機関でのシステムの理解不足、通訳の専門性などの問題等により、2013年4月までの10年間で28機関、101件の利用に留まっている。ボランティア登録者数は、ポルトガル語67名、スペイン語32名であり、多くがネイティブである。

制度運用の体制整備及び利用促進を目的として、2012年三重県医師

会などの医療関係団体に対し、利用方法の説明とともに、各会員宛てに医療通訳ボランティア制度案内を送付した。2012年度の1年間の派遣件数25件のうち16件は外国人患者からの依頼であり、医療機関からの派遣依頼は伸び悩んでいる。しかし、研修修了者の中から人材紹介の形で医療機関へ通訳として雇用されるケースも数軒あり、2009年大学病院では初となる三重大学医学部附属病院に常勤の通訳職員が配置された（図1）。

東海地域における他の常勤通訳は、医事課、医療相談室（一部、看護部）の所属で、医療通訳者としての技術、知識、心得をOJTによって臨床から経験知として取得しているのに対し、三重大学の場合はブラジル人医師による20時間の医療通訳研修を経たのち、医学部附属病院の医療福祉支援センターに配属されている点である。医療福祉支援センターの運営方針として、患者側が医療を受ける上での問題の解決、調整、援助を担当する部署であることから、医療通訳は医療ソーシャルワーカー、臨床心理士、難病相談員と一緒にコミュニケーション支援をしている。

10年間の医療通訳派遣の試行錯誤から、2013年度より外国人集住地区の4つの基幹病院における新たな医療通訳配置事業及び、フィリピン語の医療パートナー制度を進化させた制度を、MIEFに専属の医療通訳コーディネーターを配置し構築中である。

5. 岐阜県の医療通訳事情

岐阜県内では2000年頃から主に集住地区3市の基幹病院で常勤通訳を配置しているが、他地区からも広域に対応できるシステム構築の要望があったことから、2006年より岐阜県国際交流センター（GIC）が、ポルトガル語の医療通訳サポーター研修を実施してきた。更に2010年から重要が高まっている中国語、フィリピン語を加え、岐阜大学大学院医学系研究科・医学部の協力も得て、現場により近い形での医療通訳ト

12章　外国人集住地区における医療通訳派遣システム—東海地方—

医療通訳派遣制度を利用してみませんか

誰もが安心して医療機関で受診できるように、公益財団法人三重県国際交流財団（MIEF）では、医療通訳ボランティアを派遣しています。

【医療通訳派遣のながれ】

①派遣依頼
②通訳ボランティア調整
③通訳者派遣
④通訳費用支払
⑤完了報告
⑥完了報告

医療機関・外国人患者
国際交流財団（MIEF）
医療通訳ボランティア

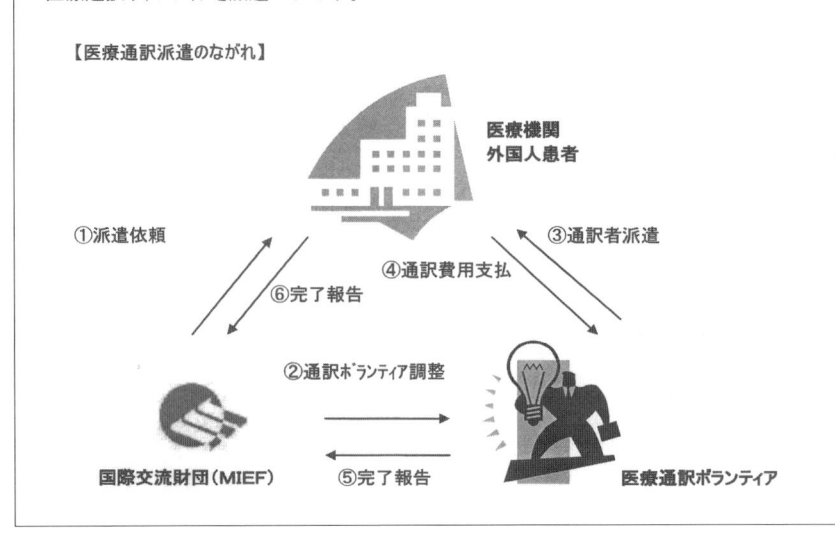

図1　三重県国際交流財団医療通訳派遣制度体系図

(1) 医療通訳相談窓口　　公益財団法人三重県国際交流財団
　　　　　　　　　　　　（電話 059-223-5006）
(2) 対応言語　　ポルトガル語、スペイン語
(3) 受付時間　　月曜日～金曜日　8：30～17：00
(4) 通訳内容　　診療、症状・検査結果の説明、入院退院の手続きなど
(5) 通訳費用　　一回2,000円（3時間まで）・交通費500円

【制度利用にあたっての注意点】
　〇医療保険（会社や事業所に勤める人が入る健康保険制度や、それ以外の方を対象とする国民健康保険制度など）に加入していることが、制度利用のための必須条件になります。

レーニングを実施し、MICかながわと3者の共同で「医療通訳教本」を作成した。これはGICホームページでダウンロード可能である（http:

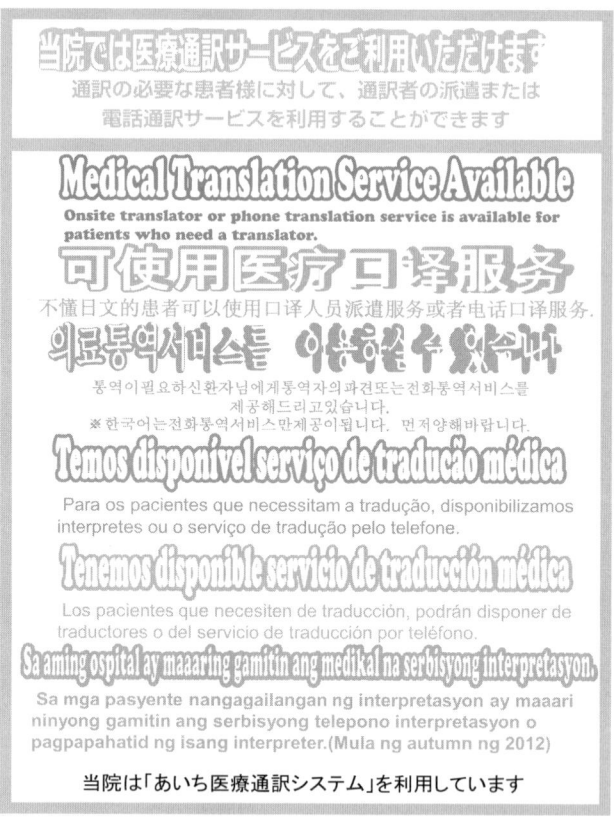

図2　あいち医療通訳システムの院内広報チラシ

//www.gic.or.jp/aboutgic/publication/medical/）。

　2012年度から愛知、三重県の先例を参考に、医療通訳派遣システムの構築をGICに事務局を置き、模索しながら構築中である。

13章　ITを利用した医療通訳システム

瀧澤清美

　日本在住の外国人は、2010年の総務省の統計によると総人口1億2500万人に対し、213万人（1.7%）である。外国人集住都市では、さまざまな外国人患者へのITを利用した医療通訳サポートを行っている。この章では、ITを利用した医療通訳システムについて説明していく。

1. ITとは何か

　ITの正式名称はinformation technologyで、情報技術のことをあらわし、コンピュータやデータ通信に関する技術の総称である。現在では、ITをコミュニケーションのツールとして利用する場合はICTの名称が使われている。ICTの正式名称はInformation and Communication Technologyの略であり、ITとほぼ同義の意味を持つ。ITとICTの違いは、コンピュータ関連の技術をITと表記し、技術活用に着目する場合をICTと、区別して用いられている。
　したがってITは、コンピュータ技術や通信技術を活用し、外国人患者とのコミュニュケーションを円滑にするためのシステムで、ITよりもそれを利用したコミュニケーションを強調した表現としてICTを用いてこの章は説明する。

2. パソコンを使った医療通訳システム

　パソコンを使った医療通訳システムは、日本語以外の多言語の入力及

び表示ができるようになってから実用化が進んだ。多言語が扱える仕組みを理解するためには、日本語以外の多言語が利用可能になるまでの歴史と、使用される端末の歴史についても理解しておくことが必要である。

パソコンの基本OSは2進数（0と1）の数字によって動作している。しかし数字だけでは人間にとって扱いにくいため、文字による表現を可能にするASCIIコードが開発された。ASCIIコード表（文字と数字の対応表）は1963年に誕生し、欧米で利用されはじめた。例えば「A」は {65（10進法)}、「B」は {66（10進法)} のように文字を数字に置き換えることにより、文字によるプログラムが作成可能になった。この文字コードは、1バイトで表すことができるので1バイト文字と呼ばれている。

1バイトで表現できるのは256種類なので、アルファベット文字と半角の英数字や記号など。日本語文字や全角の英数字、記号などは含まれない。そのため、日本でも漢字を扱えるように1978年頃、JIS X0208など2バイトで漢字を含め表示できるようになった。また、韓国（ハングル）は1986年頃、中国（漢字）は1980年頃に、アルファベット以外の文字を使用している国も、文字コードを整備してコンピュータで使用できるようになっていった。

しかし当時は各国の文字を使用するためには、各言語のフォントをインストールして使用しなければ、文字化けして使用できなかった。そこで、世界共通で使用できる文字コード表unicodeを1990年頃に整備し始めた。文字コードの歴史からパソコンの基本OSの歴史を見ると、MS-DOS時代（1981年）、Windows3.1時代（1992年）、Windows95時代（1995年）頃からインターネットが急激に普及し始め、またパソコン（パーソナルコンピュータ）の普及により個人が容易にインターネットを利用できるようになった頃から急速にunicodeの普及が進み、Windows7ではunicode＝UTFコードが標準で採用されている。そのため、マイクロソフト社のオフィス製品2003から、異なる言語どうしを同じページ内で表示できるようになった。

次に、医療通訳システムに使用される端末も、パソコンの基本 OS 進化によって、より簡便な端末に変化していった。

第一世代（windows95）：パソコン（パーソナルコンピュータ）を利用したもの
第二世代（windows98）：パソコン画面にタッチスクリーンを使用したもの
第三世代（windowsXP）：パソコンの音声認識による通訳システム
第四世代（iOS、android）：スマートフォンやタブレット端末を使用したもの
第五世代（Google Glass）：個人が持つウェアラブル端末で音声によるもの（予測）

パソコンで多言語を表示するためには、それぞれの言語フォントをあらかじめ使用するパソコンにインストールしておかなければ、多言語を表示できなかった時代が永く続いたが、現在ではパソコンの OS 自体が多言語に対応しており、パソコンの OS が Windows7、8 などでは、初期設定時に使用言語を選択できるまでに進化してきた。

3. 医療通訳システム

では、医療通訳システムはどのように進化してきたか説明する。現在、利用されている医療通訳システムは次の 8 つに分類できる。⑥、⑦が遠隔医療通訳となる。遠隔医療（Telemedince and Telecare）とは、通信技術を活用した健康増進、医療、介護に資する行為をいう（2006 年 7 月 16 日日本遠隔医療学会）。

①紙による多言語通訳　　　　　　　（対訳通訳ツール）
② Web による多言語通訳　　　　　　（対訳通訳ツール）
③パソコンによる多言語通訳　　　　（対訳通訳ツール）
④多言語通訳アプリによる通訳　　　（機械通訳ツール）
⑤音声翻訳アプリによる通訳　　　　（機械通訳ツール）

⑥遠隔通訳（音声による通訳）　　　（人による通訳）
⑦遠隔通訳（TV電話による通訳）　　（人による通訳）
⑧同行通訳　　　　　　　　　　　　（人による通訳）

4. 遠隔医療通訳システム

医療通訳システムの長所と短所及び技術背景は次の表1にまとめられる。

表1　医療通訳システムの長所、短所、技術背景

	長所	短所	技術背景
①紙による多言語通訳	簡便で量産が可能	頻繁に更新ができない	各言語毎のフォントが必要な場合もある（希少言語）
② Webによる多言語通訳	UTFコードにより多言語の表示ができるようになった	インターネットの環境がないと使えない	UTF（Unicode）による多言語表示が可能になった（word2003から）
③パソコンによる多言語通訳	タッチスクリーン等により操作性が向上した（KIOSK端末）	設置場所が必要（電源の確保）	WindowsXPから多言語機能が強化され、ユニバーサルフォントになった
④多言語通訳アプリによる通訳	いつでも使用出来、個人で持てる（事前対訳のため誤訳はない）	コンテンツの更新時にコストがかかる（コンテンツの翻訳料など）	個人が持つ端末（スマートフォン）の普及
⑤音声翻訳アプリによる通訳	いつでも使用でき、個人で持てる（機械翻訳のため、誤訳がある）	携帯電話の電波かwi-fiの通じる所でしか使えない（ネット環境下）	音声認識技術の向上とスマートフォンへの応用
⑥遠隔通訳（音声による通訳）	通訳者の移動時間等の解決になる	診察室の状況が見えないので得られる情報が少ない	LINEなどIP電話技術の向上
⑦遠隔通訳（TV電話による通訳）	通訳者の移動時間等の解決になる	ブローバンド環境が必要	SkypeなどTV電話システムの普及
⑧人による同行通訳	臨機応変な対応と医療者や患者への安心感	急な対応ができない（夜間休日など）	日本語の話せる家族友人が医療通訳をしている現状が問題点としてある

（2011年に日本遠隔医療学会「遠隔医療通訳分科会」セッションで発表された「医療通訳者の立場から見た遠隔医療通訳サービスの有用性」）

13章　ITを利用した医療通訳システム

　在日外国人の増加に伴い、日常の診療場面で言葉が通じないことによる問題が増加してきた。日本語での意思疎通が十分図れない外国人患者へのアプローチの一つに、医療通訳の利用が挙げられる。群馬県は、県内に分散して外国人が居住するという地域の特徴に合った医療通訳の形として、コールセンターに通訳が常駐し、携帯電話を利用して通訳する遠隔医療通訳サービスのシステム開発を行っている。遠隔医療通訳サービスの臨床導入が可能となれば、医療従事者の業務負担の改善、外国人患者に対する医療の質の向上に繋がることが期待できる。筆者は、試験的に遠隔医療通訳サービスを臨床導入して、医療従事者の視点からサービスの有用性・問題点を明らかにし、今後の本格的な臨床導入に向けて研究を行った。

(1) 研究対象者

　群馬県内のA、B、C病院のいずれかに勤務し、研究の協力が得られた科・病棟・外来に所属する医師・看護師・助産師

　A病院：病床数700床超を有し、群馬県内及び近県において拠点病院の役割を持つ公的医療機関

　B病院：病床数500床超を有し、群馬県内において拠点病院の役割を持つ公的医療機関

　C病院：病床数300床超を有し、群馬県北部において拠点病院の役割を持つ公的医療機関

(2) 調査期間

　2010年6月10日〜2010年12月31日

(3) 調査方法

　3病院のうち、研究協力が得られた科・病棟・外来を携帯端末使用群（介入群）、TV電話使用群（介入群）、非介入群の3つに分けた。3群の割り付け方法は、各病院の電波状況等を考慮し、病院側と相談の上研究者が振り分けを行った。

　データ収集は、「外国人患者に対する考え・経験について」「医療通訳に関する考えについて」の2部構成の「導入前質問紙調査」を、研究協

力が得られた全ての科・病棟・外来に配布した。通訳端末導入後に介入群に対して「外国人患者に対する考え・経験について」「医療通訳に関する考えについて」「遠隔医療通訳端末の使用感について」の3部構成の「導入後質問紙調査」を、対照群に対して「外国人患者に対する考え・経験について」「医療通訳に関する考えについて」の2部構成の「外国人患者受け入れ後質問紙調査」を配布し、通訳端末導入により対象者の外国人患者及び医療通訳に対する認識に違いが見られるかどうかの調査を行った。

　また、実際に通訳端末を使用した対象者に対し、半構成的面接調査を実施し、通訳端末の有用性・問題点の調査を行った。面接内容はICボイスレコーダーで録音し、録音した音声から逐語録を作成し、素材の抽出を行った。その後素材をコード化し、カテゴリー分類を行った。

　通訳端末として、携帯電話端末はauのPRISMOID（写真1）を、TV電話端末はAsus Video phone touch SV1T（写真2）を使用した。

(4) 倫理的配慮

　研究実施に当たっては群馬大学医学部疫学倫理審査委員会の承認を得た。

　今回は上記方法で得られた遠隔医療通訳サービスの有用性・問題点のうち、面接調査の結果について報告を行う。

　実際に通訳端末機を利用した対象者はA、B2病院の9名の医療従事者であり、使用場所は全て病棟であった。9名のうち携帯電話端末の利

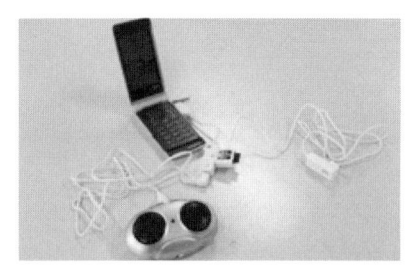

写真1　　　　　　　　　　**写真2**

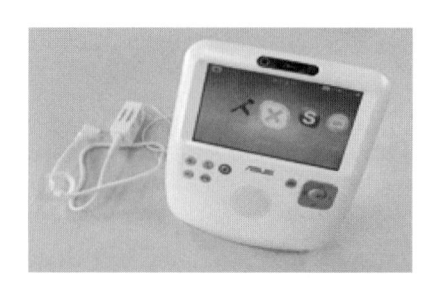

用者は 4 名、TV 電話端末の利用者は 5 名であった。携帯端末利用者 4 名の内訳は医師 2 名、看護師 2 名であり、TV 電話端末利用者 5 名の内訳は医師 1 名、看護師 4 名であった。9 名の対象者は通訳端末機を使用した順に 1〜9 の番号を付け、属性及びそれぞれ使用した言語等は表 2 に示した。C 病院は、研究期間内に病院内での介入の調整が取れず、調査は行えなかった。

面接調査では、全体で 236 の素材から 67 コードが抽出された。カテゴリーは《医療通訳サービスの有用性に関わるもの》《医療通訳サービスの普及に影響する要因》の 2 つに分類された。このうち《医療通訳サービスの有用性に関わるもの》は 149 の素材から 41 コードが抽出され、それらは〈端末機自体の有用性に関わるもの〉〈通訳・コールセンターの有用性に関わるもの〉〈端末機使用による副次的な結果に関わるもの〉の 3 サブカテゴリーに分類された。ここでは《医療通訳サービスの有用性に関わるもの》について報告を行うこととする。

〈端末機自体の有用性に関わるもの〉

「TV 画面の有効性」「携帯端末付属機の性能」「電波の受信状態」等

表 2　通訳端末機を利用した対象者 9 名の調査

番号	使用端末	所属病院	職種	性別	使用回数	使用言語	実施患者名
1	携帯電話	B 病院	看護師	女	1	スペイン語	E 氏
2	携帯電話	A 病院	医師	男	2	スペイン語 中国語	F 氏 G 氏
3	携帯電話	B 病院	看護師	女	2*	スペイン語	E 氏
4	携帯電話	B 病院	医師	男	1	ポルトガル語	H 氏
5	TV 電話	A 病院	医師	男	1	スペイン語	I 氏
6	TV 電話	A 病院	看護師	女	1	スペイン語	I 氏
7	TV 電話	A 病院	看護師	女	1	スペイン語	I 氏
8	TV 電話	A 病院	看護師	女	1	ポルトガル語	J 氏
9	TV 電話	A 病院	看護師	女	1	ポルトガル語	J 氏

＊ E 氏に対してスペイン語の通訳を 2 回実施した

14コードが分類された。

「TV画面の有効性」ではジェスチャーが使える内容の説明（画像の説明等）でない時、画面があることは有効（9名）といった素材で構成された。しかし一方で画像をTVに上手く映すのが大変だと思う（1名）、顔が見られなくてもそんなに隔たりは感じない（1名）といった素材も含まれた。

「携帯端末付属機の性能」は、スピーカーが聞こえづらかった（4名）、現在のマイクとスピーカーでは、家族まで話に巻き込むというのは難しい（1名）といった素材により構成された。

「電波の受信状態」では、携帯電話端末使用群からは電話が途中で切れることがあった（2名）、TV電話端末使用群からは音はよく聞こえていたが、映像が電波により途切れがちだった（2名）といった素材で構成された。

〈通訳・コールセンターの有用性に関わるもの〉

「コールセンターの対応時間延長の必要」「医療通訳の通訳スキル」等17コードが分類された。

このうち最も多くの素材から抽出されたコードは「コールセンターの対応時間延長の必要」であり、主な素材としては、19時半くらいまで延びれば医師の病状説明にも対応できる（5名）と、ゆくゆくは24時間対応できることが必要（5名）であり、緊急入院や緊急手術、突発事故などには対応できない（4名）であった。次に多い素材から抽出されたコードは「医療通訳の通訳スキル」であり、面接協力者から通訳者とのやり取りは特に問題はなかった（2名）、家族通訳よりも通訳者のレベルが一定（1名）といった素材が抽出される一方、患者から伝えたいこととは別な返事が返ってきたため、何と訳されたか疑問に思った（1名）などの素材も抽出された。

〈端末機使用による副次的な結果に関わるもの〉

「通訳導入による患者の反応」「試験的臨床導入の効果」「通訳導入による気付き」等9コードが分類された。

このうち最も多くの素材から抽出されたコードは「通訳導入による患者の反応」であり、素材の内容は、退院指導が十分に行え、退院を渋っていた患者が問題が解決したことですんなり帰った（1名）、今までにないほどの喜びと感謝のリアクションを患者が表現した（1名）、患者が普段聞けない、話せないことを一気に話してきた（1名）などであった。
　「試験的臨床導入の効果」の主な素材としては、機会があればまた医療通訳を利用したい（9名）、医療通訳を身近に感じられた（4名）、医療通訳による介入で患者の理解が進んだ（2名）、普及が必要と感じた（1名）などであった。
　「通訳導入による気付き」の具体的な素材の内容は、患者の本音は自分達の予測していたものではなかったことに病棟が気付くことができた（2名）、自分は言いたいことを言って向こうがそれなりに答えてくれていたので「OK」としていたが、それは自己満足だったと気付いた（1名）、人に分かりやすく説明するということの大変さを理解出来た（1名）などであった。

遠隔医療通訳サービスの有用性
　「医療通訳の通訳スキル」が抽出され、通訳能力が遠隔医療通訳サービスの有用性に関わっていることがわかった。コールセンターに常駐している通訳は群馬県からの認定を受けた者で、一定の質の保証がある。医療従事者は家族・友人の通訳に「本当に理解したのだろうか」など疑問を抱くことが少なくない。一定の質の保証は遠隔医療通訳サービスを信頼して活用することにつながると言える。
　副次的な結果として、患者が渋っていた退院にすんなり応じたり、喜びや感謝を表したように、端末機を使用したことで外国人患者が抱えていた疑問が解決されたり、満足度が増加したと考えられる。
　「通訳導入による気付き」というコードが示すように、医療従事者側に自分の今までの外国人患者に対する対応を反省するといった変化が見

られた。これは医療通訳端末機を利用したことで今まで知らなかった患者の本音を知り、今までになく患者が喜び、医療従事者に感謝したことが一因として挙げられる。医療通訳端末の導入は業務の円滑化のみならず、医療従事者に新たな学びを提供する機会にもなり得ていた。

遠隔医療通訳サービスの問題点

携帯電話端末使用群、TV電話端末使用群共に電波の悪さの指摘が目立った。この原因として、①病院という場所の問題と、②機器自体の性能の問題が考えられる。病院は耐震性に非常に優れており、その構造上の特徴から通常のビルより携帯の電波が届きにくい。またこの試験導入で使用した携帯電話はauだったが、auは周波数、基地局の2つの面でNTT Docomoよりも劣り、繋がりにくい可能性が考えられる。

しかし、auはプリペイド携帯が使用できるため一時的な携帯の利用が可能であり、システムの試験運用する上で都合がよいものであった。またTV電話端末における画像の乱れは、E-Mobileの回線（無線LAN）を使用したことによる影響と考えられる。病院のインターネット回線は独自のセキュリティシステムなどにより外部とのインターネット接続が難しい環境であることが多いため、インターネットによるTV電話（Skype）での実証実験を行うために今回E-Mobileの回線を利用した。よって電波状況による画像の乱れは、固定のインターネット回線を利用することで改善できる問題であると思われる。

「携帯端末付属機の性能」では、使用したスピーカーとマイクに対しての指摘があった。問題点として多くの人が挙げていた「聞こえの悪さ」は、電波による問題とスピーカー・マイクの性能による問題がある。電波については前述の通りである。スピーカー・マイクの性能による問題に関しては性能の高いものへの交換を行うことで解決できる。

「コールセンター対応時間延長の必要」というコードからは、全体的にコールセンター対応時間の延長を希望していることがわかった。具体的な希望延長時間として19時というのが一つの目安となっていた。し

かし病院という場所柄、緊急性の高い事態や事故は突発的に起こりやすい。それらの事態を考えると、今後は24時間対応できるように整備する必要があると言える。

「医療通訳の通訳スキル」のコードを構成する素材から、家族通訳よりも通訳レベルが安定しているといった有用性が挙げられる一方、患者から伝えたいことと別な返事が返ってきたため、何と訳されたか疑問に思ったことがあったという意見も聞かれるなど、医療通訳者としてのスキルが完成されていないことが推測される。医療通訳者の通訳スキルの向上は今後も継続していかなければならない問題と言える。

遠隔医療通訳サービスの本格的な臨床導入に向けて取り組むべき課題
(1) 医療通訳に対する教育の充実

医療通訳の通訳スキルは家族通訳より優れており、一定の質の保証はあるものの、医療従事者が求めるレベルには十分に達していないことが結果より考えられる。今後は、現実に達成が可能な知識レベルとしてどの程度が適切であるのかの検討を行いながら、医療通訳に求められる医療用語習得レベルを具体的に定めていく必要があると思われる。

(2) コールセンター対応時間の延長

今後は夜間の緊急時でも対応できるよう、コールセンターの24時間体制の構築が課題となる。24時間の対応を可能にするためにはコスト面等さまざまな問題があるが、訪問看護の夜間帯当番制をモデルにした体制の導入など、ローコストで実現可能な対応を検討していく必要がある。

(3) 医療従事者間における医療通訳の周知徹底

医療従事者にとって医療通訳はまだ身近な選択肢ではなく、この馴染みのなさが遠隔医療通訳端末機を使い始めるにあたって高いハードルになっていると思われる。今後は医療通訳の周知徹底をしていき、医療従事者に馴染みのあるものにしていく必要があると思われる。

また今回導入した病棟は整形外科、眼科、外科と限られたものであっ

た。病棟により入院している患者像は大きく異なるため、患者像によりその有用性に違いが出ることが予測される。特に携帯電話端末は聞こえてくる音だけを頼りにするものであるため、聴覚の疾患を抱えている患者の利用は難しいと思われる。今後は導入する病棟を広げ、どのような患者において有用であるのかを見ていく必要がある。

　本研究は、遠隔医療通訳サービスの試験的臨床導入の試みから、医療従事者の立場から見たサービスの有用性・問題点を明らかにし、今後の本格的な臨床導入に向けての示唆を得ることを目的として行った。対象は群馬県内のA、B、C病院のいずれかに勤務し、研究協力が得られた科・病棟・外来に所属する医師・看護師・助産師とした。研究協力が得られた科・病棟・外来を携帯端末使用群（介入群）、TV電話使用群（介入群）、対照群の3つに分けた。データ収集は、導入前質問紙調査を研究協力が得られた全ての科・病棟・外来に配布した。通訳端末導入後に介入群に対して導入後質問紙調査を、対照群に対して外国人患者受け入れ後質問紙調査を配布した。実際に通訳端末を使用した9名の対象者に対して半構成的面接調査を実施し、通訳端末の有用性・問題点の調査を行った。
　その結果面接調査より次の知見が得られた。遠隔医療通訳サービスの有用性としては、「一定した通訳技術」「患者の理解力向上」「医療従事者の自らの対応に対する振り返り」などがある。遠隔医療通訳サービスの問題点としては、「携帯端末付属機の性能」「電波の受信状態」「コールセンターの対応時間延長の必要」「未完成な医療通訳の通訳スキル」などがあった。

5. 多言語や音声の通訳アプリ

　2012年の第16回日本渡航医学会学術集会で発表された『ヘルスライフパスポート』とその後の研究から、多言語や音声のアプリについて説

13 章　IT を利用した医療通訳システム

明する。

　現在、地球規模でグローバル化が進み、日本にも多くの外国人が住むようになった。反面、医療機関の受け入れ態勢など、他の先進国より遅れをとっている。そのため、医療通訳者の育成や、医療機関の外国人患者の受け入れ態勢などが早急に解決すべき課題となっている。著者らはこの課題を解決するため、smart phone を活用した。医療現場で利用できる多言語医療支援システムを研究開発したので、ここに報告する。

　日本在住の外国人は、2010 年の総務省の統計によると、総人口 1 億 2500 万人に対し、213 万人（1.7%）である。一方、群馬県の在住外国人数は、県民総人口 200 万人に対し 4 万人（0.4%）で、国籍は 105 カ国と多様である。そのため、日本語がうまく話せない患者が医療機関を受診する妨げになっている。また、外国に在住する日本人や訪日外国人旅行者にとっても、医療機関を受診するには課題が多い。

　この課題を解決するべく、群馬県の事業として、2009 年 7 月から約 2 年半、群馬県医療通訳等コールセンターを群馬大学に設置し、平日の 9：00～17：00 の運営中 337 件の医療通訳を行った。結果、医療機関及び外国人患者からは概ね好評を得られたが、医療機関から休日夜間の通訳の対応をして欲しいとの要望が多かった。著者らは、夜間休日や急患時の対応として、患者の正確な主訴や病歴などの確認が重要であることから、問題解決のため多言語医療支援システムとして、①電子書籍「多言語問診票」、②医療通訳アプリ「Health Life Passport」、③音声翻訳システム「はなして翻訳」検証アプリの開発を行った。

研究開発の方法

①電子書籍「多言語問診票」は、日本語と 30 言語の問診票として Kindle store から電子本としてリリースした。

②「Health Life Passport」は多言語問診アプリとして開発し、問診項目は群馬大学が開発した健康度判定システム［Health Life Plan］から抽出した。また［Health Life Plan］をベースに、smart phone 上で動作する。このアプリは、群馬大学と株式会社ナレッジクリエーションテク

ノロジーと NPO との共同研究において研究開発された。
③「はなして翻訳」検証アプリは、株式会社 NTT ドコモの音声翻訳サービスに、新たに医療用辞書サーバーを設置し、日本語、英語、韓国語、中国語、スペイン語、ポルトガル語の 6 言語の医療辞書と用語を辞書サーバーに投入し、株式会社 NTT ドコモと NPO との協働研究として、投入前後の翻訳精度検証を行った。

研究開発の結果
①「多言語問診票」
　179 の問診項目と既往歴や、飲んでいる薬、また家族の病気などの患者主訴と病歴などを、日本語と 30 言語の対訳されている。
②「Health Life Passport」
　多言語問診票を iPhone、iPad などの iOS 用と android 端末用のアプリを開発し無償で公開した。
③「はなして翻訳」検証アプリ
　医療用辞書サーバーに投入する医療辞書と用語の収集を行った。

[言葉]
病院受付で使用される言葉（25 例）
患者の主訴で使用される言葉（240 例）
患者問診で使用される言葉（180 例）
検査で使用される言葉（195 例）
病名と治療方法で使用される言葉（698 例）
入院に関して使用される言葉（51 例）
薬局で使用される言葉（67 例）
会計で使用される言葉（15 例）
診療科（28 例）

[用語]
体の名称（82 例）
症状（94 例）
病名（118 例）
出産（39 例）
予防接種（20 例）
健康診断（29 例）
医薬品（56 例）
病院（34 例）
医療（61 例）
医療補助具（12 例）
健康・栄養（38 例）
生命・死（12 例）
その他（16 例）

表3 翻訳精度のチェック

	医学辞書登録前				医学辞書登録後			
	①通じる	②ほぼ通じる	③通じない	翻訳率 $\left(\dfrac{①+②}{100}\right)$	①通じる	②ほぼ通じる	③通じない	翻訳率 $\left(\dfrac{①+②}{100}\right)$
日本語	86.0(%)	4.1	9.9	90.5	97.5	0.9	1.5	98.5
韓国語	74.6	8.6	16.8	83.2	88.4	3.1	8.5	91.5
北京語	32.9	6.0	61.1	38.9	79.7	1.6	18.7	81.3
英語	55.0	24.8	70.2	79.8	55.8	24.4	19.8	80.2
スペイン語	16.6	5.2	78.2	21.8	52.7	12.2	35.2	64.8
ポルトガル語	13.0	5.0	82.0	18.0	47.8	10.3	41.9	58.1

④ネイティブによる翻訳精度の検証

　検証方法はバイアスのかからないように新たに診察室での会話集（疾患別1184例）を用意し、自動翻訳された各言語の音声を3段階で翻訳精度のチェックを行った（表3）。医学辞書を登録後に、各言語とも翻訳率が高まっていることがわかる。

　まとめ

　ICTを利用した医療通訳システムは、医療通訳士と医療通訳コーディネーターの数が足りない状態では、システムの長所短所を理解して使用すれば、有効性は十分にあると思われる。また、著者は問診票の多言語化において、翻訳システムを使用せずに、人により翻訳した問診内容をデータベースとして登録することで、各国の文化／文明の違い、問診票の意図する微妙な言葉を表現する多言語問診票のシステムとして『問診票の多言語システム』を、2006年に特許出願（発明2008059425号）している。出願目的は、企業等によってこれらの先進的技術が独占されることを懸念してのことである。現在は、出願審査請求を行わず、2009年に私の修士課程の論文で問診票の多言語システムの発表を行ったので周知の技術となっており、誰もが使用できるようになっている。

ITを利用した医療通訳システムは誰もが利用でき、ことばの壁を持つ患者とのコミュニケーションに今や必要不可欠になりつつある。肝心な通訳には訓練を受けた医療通訳士が関わることを前提として、ITを利用した医療通訳システムを利用していくことが望ましい。

14章　コミュニティビジネスとしての医療通訳

吉富志津代

はじめに

　地域社会にはさまざまな課題がある。そのひとつが、医療現場のコミュニケーションであり、世界中で状況に応じた取り組みが少しずつ進んでいる。特に地球上で人の流れが活発になった現在は、言語の違いによるコミュニケーションの課題がクローズアップされている。どのような立場の患者も安心して治療を受けることができる医療現場の原理原則として、言語の背景にある文化も含めて、早急な制度的対応が不可欠である。

　本書は、そのコーディネート役を担う「医療通訳士」に焦点をあてたものであり、この章では、その役割が社会にきちんと「仕事」として位置づけられるのかどうか、具体的に考えてみたい。

1. コミュニティビジネスとはなにか

　関東経済産業局では、「コミュニティビジネスとは、地域の課題を地域住民が主体的に、ビジネスの手法を用いて解決する取り組み」と捉えている。最近では、"ソーシャルビジネス"という言葉もよく使われるが、社会全般の課題解決という"ソーシャルビジネス"のミッションに対して、"コミュニティビジネス"は、地域の課題に特に着目している。また、"BOPビジネス"（途上国における Base of the Economic Pyramid 層を対象とした持続可能なビジネスで、現地におけるさまざまな社会的

課題の解決が期待される）という新しい貧困ビジネスの分野も注目されている。しかし、これらのビジネスは明確な定義がなく、それぞれの言葉にとらわれずに、社会的課題解決をビジネスという手法で解決するという広義の解釈としたい。

　では、従来の企業との違いは何か。企業は常に利潤を追求するが、コミュニティビジネス組織では、自社の利潤の最大化ではなくミッションの達成を最優先する。それゆえ、地域社会の共感や賛同を得て支援が得られる場合も多い。

　また、社会的課題解決という目的では、政府や自治体が行う福祉政策とも重なり合う部分が大きいが、福祉政策は住民全体に対する平等を重視するため、サービスの内容は最大公約数的なものとなり、柔軟で細かいニーズへの対応が難しい。また、福祉政策は多数の必要性が優先されて実施される。そのため、結果的に従来の福祉や営利企業のサービス対象の狭間に位置づけられた事業がこぼれ落ちてしまう。

　ボランティア活動やチャリティ活動も同じ目的を持つが、コミュニティビジネスは、無償による奉仕や喜捨とは異なり、有料のサービス提供活動による社会的課題の解決を目指す。それゆえ、サービスや製品は市場における競争に勝ち抜くため、商品開発や商品・サービスの品質のレベルを保つ努力を続けなければならない。

　コミュニティビジネスの組織形態や活動分野に特に決まったものはない。運営組織に特定非営利活動法人（NPO法人）が比較的多いが、新会社法の施行などにより、個人、会社組織、組合組織、財団など、さまざまな形態が存在する。また、活動分野としても、まちづくり、環境、介護・福祉、IT、観光、地域資源活用、農業、就業支援など、あらゆる分野に拡がる。地域課題解決というミッションが第一義的に存在することが、コミュニティビジネスであると言える。

　そして、地域課題解決のためのビジネスの場を形成することで、地域における創業機会・就業機会の拡大が期待できる。さらに地域住民自らが活動主体となると、社会参画によって自己実現が可能になり、生き甲

斐作りになるだけでなく、地域社会の自立・活性化、地域コミュニティの再生などの効果を生むはずである。このような地域における新たな起業や雇用の創出などを通じた地域活性化は、行政コストの削減にもつながる。また、このビジネスモデルは、社会的に周縁化されている集団が、社会市場に参加する機会を創出する可能性を持っている。

しかし、コミュニティビジネス最大の課題は、事業の自立・継続である。この課題解決のためには、社会そのものが変わっていかなければならない。

2. 医療通訳システム構築のためのモデル事業
―多言語センター（FACIL）の事例―

それでは、このようなコミュニティビジネスの可能性に挑戦してきた、「NPO法人多言語センターFACIL」（以下、FACIL）を事例として、その背景から実際の医療通訳システム構築のためのモデル事業を紹介し、医療通訳の分野がコミュニティビジネスとして成り立っていくかどうかを考えるための参考としたい。

FACILは、1999年6月に兵庫県のコミュニティビジネス離陸応援事業助成金で設立され、阪神・淡路大震災時のボランティアを中心に翻訳／通訳事業を開始した。2006年には、法人格を取得し、現在約700名の翻訳／通訳登録者が、30言語対応で活動を続けている。

そもそもこの団体設立の背景には、1990年の入管法一部改正によって多くの日系南米人が来日したことがあった。代表者である筆者は、当時南米系の領事館職員として相談対応に追われていた。定住ビザの申請に必要な出生証明書や婚姻証明書などの、必要に迫られた翻訳の依頼も多かった。それらの書類の翻訳は、翻訳会社に依頼すると一枚一万円と高額な翻訳料を請求されることが多く、見るに見かねて無償のボランティアで引き受けた。その噂が広がって翻訳依頼が殺到することになり、とてもひとりでは処理できなくなった。そのとき、一枚につき2000円の翻訳料の支払いを提案すると、依頼者から感謝されることに

なり、他の翻訳者の協力も得やすく、多くの翻訳をこなすことができるようになった。このように社会に必要な業務であるにもかかわらず、市場にはサービスが提供されていない狭間の経済的流通の可能性を知った。

その後、1995年に阪神・淡路大震災がおこり、誰もが不安な状況下、日本語の理解が不十分な住民たちは情報を得られず、より不安な思いを抱く。そのため、多言語による印刷物やラジオを活用した情報提供や電話相談が始まった。それは、同じように地域社会に暮らしていても、日常的に情報が得られないまま暮らしている住民の存在を社会に意識させた。緊急時に日常的な課題が露呈するのである。

領事館の経験と震災の経験から、この社会的課題をコミュニティビジネスという手法で解決するためにFACILは以下のような趣旨で設立された。

(1) これまで運用があいまいであった分野における翻訳／通訳業務に適正基準をつけ、地域ニーズへの安定的基盤をつくる。
(2) 在日外国人コミュニティの自助活動に寄与する。
(3) 多言語・多文化環境政策に提言を行う。

FACILが、社会的課題の中でも医療現場における医療通訳という仕事に着手し始めたのは2003年だった。まず、関係者の聞き取り調査として、外国人コミュニティの当事者からの声、医療従事者、ボランティア通訳者の声などを集め、先駆事例として神奈川県や愛知県などの外国人集住地域のとりくみなどを調査することから始めた。その後2005年後半から、FACILが確保した行政や助成財団からの資金で、兵庫県や神戸市によびかけて、神戸市内の病院を協力病院とする医療通訳システム構築にむけたモデル事業を開始した。そのシステムの流れは次頁の図1を参照していただきたい。

それから2010年まで、助成金が得られない年度も含めて、FACILが実際にこのモデル事業を続ける中で、通訳者のさまざまな報告や医療機関やソーシャルワーカーなどの意見を聞いてきた。その内容のうち特徴

14章　コミュニティビジネスとしての医療通訳

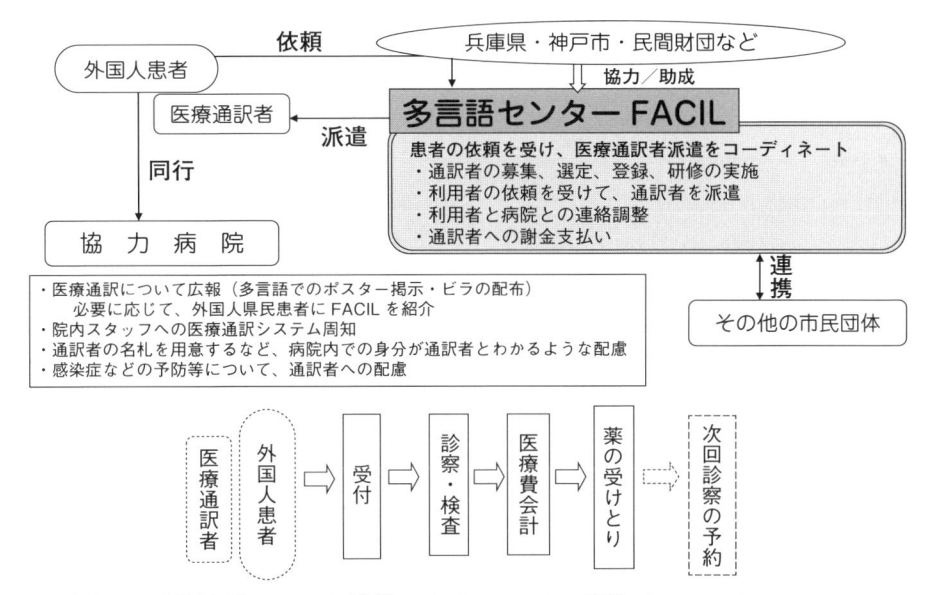

図1　医療通訳システム構築のためのモデル事業（2005-2010）

[図の内容]
- 外国人患者 → 依頼 → 兵庫県・神戸市・民間財団など
- 兵庫県・神戸市・民間財団など → 協力／助成 → 多言語センター FACIL
- 多言語センター FACIL：患者の依頼を受け、医療通訳者派遣をコーディネート
  ・通訳者の募集、選定、登録、研修の実施
  ・利用者の依頼を受けて、通訳者を派遣
  ・利用者と病院との連絡調整
  ・通訳者への謝金支払い
- 多言語センター FACIL → 派遣 → 医療通訳者
- 医療通訳者 → 同行 → 協力病院
- 多言語センター FACIL ↔ 連携 ↔ その他の市民団体

協力病院：
・医療通訳について広報（多言語でのポスター掲示・ビラの配布）
　必要に応じて、外国人県民患者に FACIL を紹介
・院内スタッフへの医療通訳システム周知
・通訳者の名札を用意するなど、病院内での身分が通訳者とわかるような配慮
・感染症などの予防等について、通訳者への配慮

フロー：医療通訳者・外国人患者 → 受付 → 診察・検査 → 医療費会計 → 薬の受けとり → 次回診察の予約

的なものは、ハンドブック『あなたの病院に外国人の患者さんが来ました』（2010年、多言語センター FACIL 発行）にまとめている。以下に、その中からいくつかの発言を抜粋した。

医療現場のインタヴューより

①「ある患者さんが、日本語はカタコトしか話せない方だったんですけども、「痛い」としかおっしゃらないので、医師はずっと痛み止めを処方することしかできなかったんですね。痛いのは表面なのか、もっと奥なのか、それともずきずき痛いのかひりひり痛いのかなど具体的な症状がわからないので、他にどうしようもなかったんです。もちろん痛み止めでは根本的な治療にならないので、病状はまったく良くならないまま時が過ぎていってしまいました。ある日、神奈川県の医療通訳派遣システムの協力病院になりました。そうするとコーディネー

169

ターの方に電話して申し込めば、登録者の中から必要とする言語の通訳者を派遣して下さるんですね。通訳者さんへの費用は病院と患者さんとで分けて負担するかたちで。それで早速、通訳の方にも入っていただいて診療をしたんですけれども、やはりことばの壁がなくなると、医師は今までわからなかった患者さんの症状を知ることができましたし、患者さんも「痛さ」についてやっと説明できたというので、非常に診療がスムーズにいきました。また診療で症状がわかったことで、痛み止めではない治療用の薬の処方ができましたので、その患者さんはまもなく回復されたんです」（関西の病院職員）

② 「外国人でも1年以上在留資格があれば生活保護の準用などが当然あります。私たちソーシャルワーカーは保険加入の説明を患者さんにさせていただくことが多いのですが、日本語を話せない患者さんにはなかなかうまく伝わらなかったのです。通訳さんが来てくださるようになってからは確実に伝わるようになりましたので、保険加入ができなくて払えないというのは減ったと思いますね」（神奈川県の医療通訳派遣システム協力病院のソーシャルワーカー）

③ 「日本の医師法では患者を拒むことはできない。患者さんが来られたら絶対診なければならないんです」（関西の病院の医療従事者）

④ 「やはり通訳が入ることによって病院側の意図がきちんと伝わるので、いくつかの選択肢を患者さんに提示できるし、患者さんが困ったときも状況をお聞きしてどういう対処法があるかきちんと伝えられます。言葉がわかって治療費の問題が解決したというのはあります」（神奈川県の医療通訳派遣システム協力病院のソーシャルワーカー）

⑤ 「最初から通訳さんに入っていただいて、お金のこととか全部説明して、社会制度的なことも通訳さんに説明してもらっています。制度を知らなくて手術していきなり40万50万という数字を見ると、払えないということになってしまうのかもしれません。（通訳さんが来てくれるようになって）前もって説明しておくことができるようになりました」（関西の病院の医療従事者）

14章 コミュニティビジネスとしての医療通訳

通訳者の報告より

① 「医療通訳として初めての病院に行った時、お医者さんの説明があいまいで分かりにくくて、正しく通訳するために何度も確認を取ったんです。だけど、何度か立ち合って行く中で、お医者さんの説明が上手になって、通訳しやすくなりました」

② 「医師と患者の関係ですが、日本とペルーでは大きく違います。ペルーでは重病の患者とは色々な話をする時間を医師が作ってくれるんです。この時間はお互いをよく知って、医師が患者の私生活や生活習慣を理解しながら、信頼関係を築いて行くためです。この違いを知らずにペルー人の末期癌患者を受け入れた病院では、信頼関係を築かずに治療を始めようとしました。患者さんは、どうして医師が時間を作ってくれないのか分からず、とても戸惑ってしまいました。それを通訳して事情を知った医師は、いつも診察時間を最後に取って、たっぷり時間をかけて患者さんと話をしてくれるようになったんです。そのおかげで患者さんの不安や不信感も取り除かれました。お医者さんにとってもこの経験が新しい発見になって、他の患者さんとも積極的にコミュニケーションを取るようになりました」

　通訳者の謝金をいくらに設定するか、医療通訳者派遣にかかる経費をどこがどのように負担するか、という課題を残してはいるものの、自分の言葉で医療サービスを受けるために医療通訳者が果たす役割が想像以上に大きいことがわかる。このモデル事業は、2011年度より、ようやく神戸市によって、地方独立行政法人神戸市民病院機構との連携で、NPO主導ではなく病院との対等な連携による改善された形のモデル事業への発展を果たすことができた。これまでFACILが何らかの資金を調達して続けてきたモデル事業と違い、病院機構が通訳者への謝金の一部を負担することになり、通訳の必要な患者はFACILに通訳者派遣を依頼するのではなく、病院の受付で依頼ができるようになった。

　診察の予約と同時に病院で医療通訳を予約できることは、患者にとっ

ての利便性が大きい。また、医療機関側コーディネーターが配置され、患者、医療通訳人、通訳コーディネーターなど関係者全員のスムーズな流れができた。新しい形でのモデル事業がスタートして一年半が経ち、神戸市、協定病院のコーディネーター、神戸市病院機構、FACIL がこの事業を振り返るための会議が、病院機構側からの要望で開催され、その場でも医療通訳の有効性は評価された。

　実際の経費は、通訳料金を 5000 円（4 時間以内）と通訳者の交通費実費、通訳者派遣コーディネート経費（各種必要書類の作成／通訳手配／日程調整／通訳者研修企画、通訳者の相談・報告対応業務などのためのコーディネーター人件費）、通信費、振込手数料などがあるが、これを助成金で賄ってきた。5000 円という額が本来の通訳料と比べてかなり低く、通訳者の協力なしでは成り立たないことは言うまでもない。神戸市民病院機構との連携が始まってからは、金額が明確な、通訳者に支払われる謝金 5000 円のうち 3500 円を病院の予算から、残りの 1500 円を患者が負担することとし、ここに交通費も含む。謝金以外のコーディネート経費は、FACIL の自己負担となる。しかし、コーディネート経費が計上されなければ、まだ恒常的なしくみとはいえない。

　以上のように課題も多く、今後はこれを改善して、より使いやすいしくみに近づけていきたいと関係者全員が考えている。とはいえ、このような会議が病院主導でもたれることは、医療通訳システム構築にむけて大きく前進したと言える。

3.　コミュニティビジネスとしての展開

　このような医療通訳システムがしくみとして構築されるためには、これにかかる経費として、前項であげたように通訳謝金および交通費、通訳者派遣コーディネート経費（各種必要書類の作成／通訳手配／日程調整／通訳者研修企画、通訳者の相談・報告対応業務などのためのコーディネーター人件費）、通信費、振込手数料などが考えられる。これを

14章　コミュニティビジネスとしての医療通訳

関係機関がどのように分担して賄うのかが、しくみ作りのベースになる。医療機関の経営の視点にたてば、医療通訳者が医療現場に入ることで、どこにどのようなメリットとリスクが生じるのかということを考えなければならない。まず、直接的な収入と業務上のさまざまな効果のバランスを吟味する必要がある。

その場合、病院が、通訳の必要な外国出身住民の集住地域にあるか分散型の地域にあるかによって、状況は変わるだろう。ある地域にひとつの同じ言語を母語とする住民が集住している場合、その地域の病院に同じ言語の住民が集中して訪れるので、ひとつの言語の通訳者が病院に職員として確保されていれば、収支のバランスは保たれ、人件費も賄われることになる。実際に集住地域の愛知県の病院では、通訳の可能な職員を配置しているところもいくつかある。ところが分散地域の場合、複数にわたる言語がときどき必要になる程度なので、そのための通訳者をひとつの病院が確保することは明らかに難しい。後者の場合は、いくつかの病院が共同で通訳者の確保に努めることになり、コーディネート機関が必要になる。しかし、利用回数がまだ少ない現状では、収支のバランスを考えると、どうしても通常の通訳料金を捻出することが難しく、医療通訳者にはボランティア的な謝金で業務を引き受けるという協力をお願いせざるをえない。

病院が日本語の理解の不十分な患者を受け入れたくない理由のひとつに、診察に時間がかかるというリスクがあげられる。しかし、耳の遠いお年寄りを、時間がかかるからといって排除するなどということがあってはならないのと同様に、医療サービスを受ける権利は誰にも等しく存在する。医療機関が患者を選ぶことはできないはずだ。受け入れることを大前提とするならば、できるだけスムーズなサービスを提供できるように考えるべきだろう。さらに多くの病院が、未払いになるのではないかという不安を持っているが、前項の医療機関関係者のインタヴューからも、コミュニケーションをとることで解決することも多く、この偏見が杞憂であることがわかる。

また、通訳者が誤訳をしてしまった場合の責任をどこが担うかということをよく耳にするが、通訳者の誤訳で裁判になった事例はこれまでになく、逆に、きちんとした医療通訳者を介さずに治療や手術をした場合の責任を裁判で問われるケースはある。言葉を理解しないままの医療行為、あるいは少しは言葉がわかる程度の知人や子どもを介するなどという医療行為の危険性は、誰もが認識しているはずだ。さらに、前述のインタヴューからも明らかなように、異なる視点による医療サービスの見直しや、医療機関側のよりよいコミュニケーションの促進につながるという効果がある。

　このように、メリットとリスクを考えた場合に、「誰でも等しく医療サービスを受ける権利」と「言葉の理解の不十分なままの医療サービスの危険度」について、医療機関を含む地域社会がしっかりと認識できるまでに成熟すれば、数字には表れないさまざまな効果も含め、医療通訳者の協力を得て、医療通訳システムの構築は可能になるはずだ。そして、基本的人権の行使のために公的な予算も投入されるべきであることも明らかにされていく。

　公的な予算が見込まれるまで社会が成熟すれば、仮にFACILの事例を参考に通訳料金を5000円と設定した場合、医療機関、患者、行政が2000円ずつ出し合えば、コーディネーター経費もかろうじて含んだしくみに近づく。社会に医療通訳サービスが広がれば、利用回数も増加し、集住地域以外でも医療機関、コーディネート機関、医療通訳者が、少なくともマイナスにはならない形が見込まれる。最終的に医療通訳にかかる費用が診療報酬に含まれるようになるまでは、それに即した形を地域社会が考えだす必要がある。まずは医療通訳サービスの存在を可視化させなければ社会は変わらないし、コミュニティビジネスも成り立たない。

おわりに―社会の成熟とともに

　日本の医療現場の環境には多くの課題が見られると思う。医師や看護

師の不足、医療サービスの地域間格差もある。医師になるための勉強には多額の資金も必要だろう。妊婦が救急で病院に搬送されても、たらい回しにされるような医療事故も多く起きている。日本語を理解する患者であっても、医療過誤の事件はあとを絶たない。患者も医療従事者も納得のいく治療を実施するために、医療現場でのインフォームド・コンセントの大切さがクローズアップされている。本書は、患者と医療従事者との十分なコミュニケーションという視点から、患者が日本語の理解が不十分な場合に必要な医療通訳士をテーマとしたものだが、日本語のわからない患者とのコミュニケーションのための環境が整えられて双方向の十分な意思疎通が可能になったその先には、あらゆるマイノリティの視点に立った医療現場のサービス改善という副産物が得られる。

　誰もが安心して医療サービスを受けられる環境をめざし、それを恒常的なしくみにするためには、誰かの手弁当による対症療法を変えていかなければならない。社会的課題をビジネスという手法で解決するコミュニティビジネスが成り立つ社会は、民主的で成熟した社会にちがいない。

15章　聴覚障害者の医療シーンにおける情報保障の課題

寺嶋幸司

1. 聴覚障害者

　聴覚障害者は何らかの理由によって聞こえにくく、音による情報を獲得しにくい状態にある人で、音声によるコミュニケーションに大きな障壁をかかえている。先天的な聴覚障害や早期に失調した場合、日本語の獲得に大きな障壁があり、日本語を不得手とする人も沢山いる。同じ日本人ではあっても日本語によるコミュニケーションが難しく、生活のあらゆる面で不便な状況に陥っているのが現状である。

　私達の生活の中の情報の多くは聴覚から入ってきているため、聴覚に障害を持っているとどうしても情報不足になる。例えば、映像による情報が殆どであるはずのテレビでさえ、音声を消してしまうと、一体何を伝えようとしているのかが突然判らなくなる。これは、音が聞こえる人なら何気なく受け取り、何気なく吸収している情報を受け取ることが出来ないという事実を示していて、これによる情報格差はとても大きい。

　先天的な聴覚障害者（ろう者）の場合、音を聞いたことがなく、また、「言葉」を聞いたことがないために、モノには名前があるという概念を理解するまでに多くの時間を要する。ろう学校の多くは手話を禁じていたため（最近では多くのろう学校で手話を使い始めている）、十分なコミュニケーション手段の獲得が難しい状況にあった。また、ろう学校の国語教育は先生が話す内容を理解して進める方法だったため困難が多く、日本語を苦手とするろう者も沢山いる。彼らの多くはろう学校時代

に手話を覚え（それも非公式に）、そうしてコミュニティに参加して人間関係を学び、さまざまな情報を得るようになる。現在、手話での授業は認められているが、ろう学校に「手話」という科目はない。聴覚障害者の両親は多くの場合障害をもたず、家族の中に手話が出来る人がいる家庭は少ない。こうして、家庭内でも情報を得ることが難しい環境で育った人も多い。

　難聴者の場合、残存聴力の活用を中心に教育を受け、日本語の獲得もそれなりに成功するのだが、「情報の獲得」には大きな障壁がある。また、聞き取れているつもりであっても全く違った理解になっていることもよくある。家族とのコミュニケーションに困難をかかえているケースが多く、自分に関することが自分の知らないところで決まっていくというケースは少なくない。

　中途失聴者の場合は、失聴するまでの間に日本語を聞いたり話したりするので、日本語には大きな問題を抱えていないが、聞くことが出来なくなるために、難聴者同様情報の獲得には大きな制限を受ける。失聴するまでに日本語を獲得していた場合は、日本語で比較的うまく話すことが出来るため、「聞こえているんだ」という誤解を受けやすい。そこで、聞こえている人が筆談を途中でやめてしまうということもあるのだが、筆談を止めるとたちまち話が通じなくなる。

2. 聴覚障害者のコミュニケーション

　聴覚障害者のコミュニケーションの方法には「読唇」「筆談」「手話」といった方法がある。それぞれに長所と短所があり、それらを複合して利用しているので、「聴覚障害者＝手話」といった安直な見方は危険をはらみやすい。これとは逆に、聴覚障害者とはいえ日本人なのだから筆談なら通じる筈という思い込みも危険を招きかねない。

〈読唇〉
　相手の口形を読む方法で、多くの聴覚障害者が利用している（「口話」

とも言う）。聞こえる側の負担はあまりないが、障害者はとても疲れる。日本語の口形は5つ（あ・い・う・え・お）しかないため、口形が同じ言葉（「タマゴとタバコ」「牛と口と寿司と土」等）は障害者にとって判別が難しく、実際に間違いも多くなるのである。

〈筆談〉

　これは非常にポピュラーな方法である。だが、聞こえる人も書きとる必要があり、書く習慣のない人は敬遠しがちである。後述するが、聴覚障害者の全てが日本語をきちんと理解出来るわけではない。聞こえる人が考えているほど内容が通じていないことが多く、回りくどい表現は特に伝わらない。丁寧な文章を書こうとこころがけて書いた文章が回りくどく、理解出来なかったという例は枚挙にいとまがない。実際に筆談をしてみると、書きつけてある言葉はほんの一部で、あとで見直してもサッパリ判らないこともよくある。

〈手話〉

　手話は「ろう者」が主に使う方法である。手話は音声語と同じように、国による違いや地域による違い（方言）がある。日本で使われている手話は「日本手話」と呼ばれ、日本語とは違った言語体系なので、覚えるにはそれなりの学習を必要とする。

　聴覚障害者が手話で話すのは私達が音声語で話すのと全く同じである。それゆえ、考えている事柄の全てを手話によって表現出来ると思って間違いない。「抽象的な概念は伝えられない」という誤解もあるが、抽象的な概念を表す言葉（単語）が少ないからこういう誤解が生じるのであって、表現そのものが補われれば問題はない。「手話は単語数が少ないので、日本語で話されている全てを手話に訳すことは出来ない」ともいわれるが、手話は聴覚障害者の生活場面の広がりと共に語彙を増やしていくのである。手話は生活と密着した言葉であり、生活の中で使われない言葉は単語として存在しない。職業の広がりや進学率の向上、生活場面の広がりと共に専門分野の表現が開発されていく。

　手話には、日本語とは全く違った文法と独立した言語体系を持つ「日

本手話」と、日本語の文法を借用して手話単語で表現する「日本語対応手話」が存在する。日本語とは違った言語体系の手話（日本手話）を母語とする人の多くは、日本語の理解を苦手としている場合が多い。日本手話を習得するには他の音声語を習得するのと同様に多くの時間を要する。一方、日本語対応手話は、音が聞こえる人には学びやすい方法だが、喩えるなら英単語を日本語の文法で話しているようなもので、聴覚障害者には判りにくい言葉となっている。

〈その他のアプローチ〉

昨今ではIT技術が発達し、筆談でもタブレットPCや筆談用のボードを利用したり、医師によっては電子カルテのメモ欄を利用してパソコンで筆談するといった方法も見受けられる。また、手話通訳についても、対面通訳のみならず、テレビ電話を利用した遠隔手話通訳も登場し、今後の普及が期待されている。特にテレビ電話による遠隔通訳は、夜間や緊急時、救急車内での利用など、対面通訳の現状では難しいとされているシーンでの応用の可能性が見込まれ、早期の普及が期待されている。

3. 情報保障制度

手話通訳派遣制度は1960年代から福祉制度の一つとして整備されはじめ、現在、多くの市町村で実施されている（障害者自立支援法の「コミュニケーション支援事業」として市町村が実施）。制度の適用可能内容は市町村によって違いはあるが、おおむね公共機関での手続きや医療機関を中心に認められている。病院の手話通訳利用は非常に多く、2002年度に大阪府下全市町村を対象としたアンケート調査によると、派遣内容の約51%が医療に関するものであった（図1）。今後も高齢化が進む中で、手話通訳派遣制度に占める医療分野の比率はますます大きくなることは間違いない。命に関わる情報保障の重要性については行政も一定理解をしていることがここからも判る。

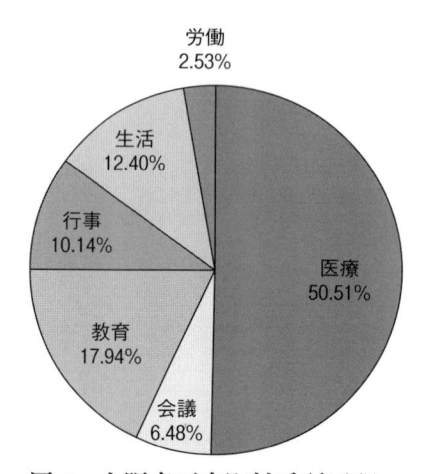

図1　大阪府下市町村手話通訳
　　　派遣内容

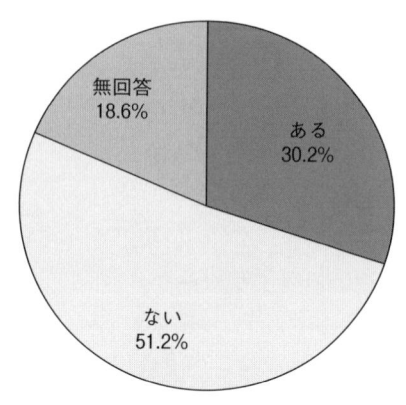

- 労働　2.53%
- 生活　12.40%
- 行事　10.14%
- 医療　50.51%
- 教育　17.94%
- 会議　6.48%

図2　夜間・緊急時の派遣体制
　　　の有無

- 無回答　18.6%
- ある　30.2%
- ない　51.2%

　基本的にファックスで障害福祉担当窓口に派遣を申し込むシステムになっているため、現実には通院時の情報に限定されてしまうことが多く、入院している場合や緊急時、外出先での事故などの場合、派遣を依頼し難いという問題がある。また、役所の担当窓口が空いている時間帯でないと連絡できないため、夜間や週末や緊急に通訳が必要な際には利用出来ないのが現実である（図2）。さらに、入院中や手術前の医師や看護師の説明は突然行われることが多く、予約の必要な手話通訳派遣制度では対応出来ないのが現状である。

　聴覚障害者側も、自分の健康に関わる非常にプライバシーの強い内容なので、派遣制度の利用をためらう傾向もあり、家族で手話の出来る人が通訳をするという場合も少なくない。家族が通訳するという場合、専門的な通訳学習をしていた人でさえ「家族」という立場が先に立ち、聴覚障害者の主体性に干渉することもある。また、もともとが福祉施策として出来た制度であり、福祉の領域については十分な知識と経験を有しているが、医療場面では学習が圧倒的に少なく、知識が十分ではないといわざるを得ない状況である。これらのことを考えると、障害福祉制度

としての手話通訳派遣制度とは別に、専門特化した医療手話通訳者の養成と制度の構築は必要不可欠である。

4. 医療現場の事例

聴覚障害者にとっての「医師」という存在

聴覚障害者にとっては「見える情報」こそが全てである。聞こえる人なら待合室や診察室の前で待っている時も、カーテン越しに聞こえてくる話から医師と患者の関わり方や話す内容、質問内容などを知って、心の準備をすることが出来る。聴覚障害者にはこの「カーテン越しの情報」が届かないので、医師と患者の普通のやりとりを聞いたことがなく、医師に対してどんなことを聞いてよいのか、どんなことは訊いてはいけないのかを知らないことが多い。その結果、診察が終わったあと、通訳者に個人的にたずねることも少なくない。

医療者側の認識として、「聞こえなくとも筆談で通じるはずだ」という思いが強く、障害者側も「医師に対して判らないとは言えない」（厄介な患者と思われたくない）という心理とあいまって、手話通訳者が同行した途端に今まで全く何も通じていなかったことが判るケースも少なくない。

電子カルテ化が進み、モニターを見ながら話をする医師の場合、聴覚障害者には口元が見えず、何を言っているのか判らないという場合も少なくない。こういったときでも通訳者が同行することで、医師が何をしているのか、何を言っているのかが「見える」ようになる。

糖尿病

聴覚障害者の場合、糖尿病とはどんな病気なのか知らない人の方が多い。聴覚障害者は、病気は「いずれ治る」という感覚でいる。糖尿病でも、薬を飲んで体調が良くなると「治った」と判断して止めてしまうことがよくあるが、その結果、病気が深刻化することも少なくない。聴覚障害者の情報保障と同時に、聴覚障害者がどのような病識なのか等、医

療者への情報保障も重要になる。

糖尿病教室への通訳同行から判ったこと

　糖尿病であると診断されたろう者が、子どももまだ小さく、健康になりたいとの思いから「成人病教室に通いたい」と障害福祉の窓口に相談があり、通訳者として毎回同行することになった。ウォーキングなどの運動方法や食事の調理方法、献立などを毎回学ぶことになったのだが、彼にはそもそも糖尿病とはどんな病気なのか理解出来ていなかった。そこで、保健師や医師と協働して糖尿病がどんな病気なのかから教えてもらい、その後の講座も判り易くなった。

　聴覚障害者の情報保障は、一般の人を対象とした講座に手話通訳をつければそれで解決するというようなものではなく、出来れば聴覚障害者を対象とした講座を設けることが効果的である。また、こういうことに最初に気付く立場にあるのが通訳者である。手話通訳は、聴覚障害者への情報保障のみならず、医療者など聞こえる人に対する情報保障の面でも重要な役割をもっている。

筆談の問題点と有効性

　先天的な聴覚障害者の場合、漢字で書かれた文字の意味を理解していても、それをどう読むのか判らないということがある。そのため、大きな誤解を生じる。

　ある聴覚障害者が、目が痛いので病院に行ったところ「ガン科に行って下さい」と書かれたメモを渡され、「自分は癌なんだ」と思い込み、ショックを受けてしまった。彼がいつも目にしている「眼科」は「めか」と読むのだと思っていたのである。これとは逆に、ややこしい病名であっても、漢字で表現されるとどの部分がどうなっているのかが推測できるという場合もある。読みやすさ、理解しやすさなど患者に配慮した行為が、逆に誤解を生むこともある。筆談の場合は出来れば漢字と読み仮名を併記する方が良い。また、病名などの専門用語が手話表現として存在していない場合も多く、病名の書かれたメモがあると通訳しやすくなる。

「水を飲んではいけません」

「検査前日の午後9時以降はご飯を食べないようにして下さい」といった説明を受けた場合、一般的には「午後9時以降は食べ物を口してはいけない」と理解するが、文字通り「ご飯を食べてはいけない」と理解をして「ご飯はダメだがパンやお菓子は構わない」と思っている場合がある。手話では「ご飯」と「食べる」の表現が同じになるので、いくつかの例を挙げながら伝える方が正確な理解に繋がる。これと同じような例として「水を飲んではいけません」というのがある。これも一般的には「水分をとってはいけない」と理解するが、検査日に「水、飲んでないよね？」と確認すると、「水は飲んでないよ。コーヒーを飲んだ」といった答えが返ってきた例がある。「食べ物」「飲み物」といった抽象的な概念ではなく、具体的にどんなモノがダメなのかをいくつかの例を挙げながら説明し、理解出来たかどうかの確認をとることが大切である。

精神科の通訳

他の音声言語の通訳と同様に精神科の通訳は非常に難しく、経験と知識を必要とする。患者が脈絡のないことを言っている時でさえ、通訳者の習性として脈絡を補完して意味のある話として訳しがちなので、意味の判らないことを言っている時には理解出来ないまま訳すことが必要になる。出来れば対象者の日頃の話し方などを理解しておくことが有効であり、受診前の待ち時間に特性をつかむことも必要である。また、こういう場合は「通訳が難しいので正しいのかどうか判らないが」と事前に伝えておく必要もある。

通訳の事前準備

手話は個人差の大きな言語でもあるため、対象者の表現を正確に理解するためには、事前にその人の話し方（手話表現）を観察しておくことが重要になる。診察室で待っている時間を利用して、病院に来ることになった理由などについて確認し、対象者の背景を理解する。

問診票も、日本語が苦手な聴覚障害者の場合、問診票に書かれている

内容を訳して記入を促すことになる。問診票によってはそのまま訳しても質問の意図が理解されないこともあるので、意訳し、一緒に考え、患者の考えをまとめる支援をする。また、代筆するケースもある[1]。

　いよいよ受診となって診察室に入ると「さっき話したとおりだから、あなた（通訳者）から先生に説明して」と言われたり、医師からの質問についても「さっき話したとおりだからそう答えて」と言われることがある。通訳者は通訳するのが仕事なので、患者に代って答えるようなことはせず、「さっきの答えを直接先生に伝えて」と水を向けるようにする。

薬の用法
　薬をどのタイミングで飲むのかについても注意が必要なことがある。「食前」「食後」は比較的判りやすいが、「食間」は「食事をしている間」と誤解しているケースがある。これは確認する必要がある。「頓服」や「座薬」といった言葉も、聴覚障害者にとっては日頃馴染みがないので、確認をした方がよい。現実に、「座薬」を「座って飲む薬」と誤解して正座し直して飲んだというケースもある。

レントゲン検査室
　レントゲン検査などの場合、被爆の可能性があるので患者以外は検査室から出るように言われるが、聴覚障害者の場合、通訳は目の前にいなければ用を為さない。単純な撮影なら何処の部位を撮るのか、どんな姿勢でいるのかを説明すれば対処できるが、バリウム検査などの場合は事前に合図を確認しておき、その都度操作室を見てもらうことが多いのだが、これでは十分な指示を出すことが出来ないので、目の前にモニターが設置される検査機器が望ましい。

「目をつぶって下さい」
　手話は目に見えていないと伝えることが出来ない。それゆえ、「目をつぶって下さい」という指示を伝えてしまうと、その後の指示を伝えることが出来なくなってしまう。目を閉じる必要がある場合は、その前に目を閉じた後どうして欲しいのかを伝え、肩を叩くなどの合図を決めて

おくと、スムーズに診察を進めることが出来る。

「目で見る言語」という手話の特性は、見えない場面では短所となるが、レントゲンの操作室が患者から見える場所にあれば、検査室から指示を通訳することも可能になる。操作室が直接見えなくても、鏡などで見えるようにするなどの方法もある。

「直接尋ねてみて下さい」

聴覚障害者も医療者も直接のコミュニケーションが難しい場合、どうしても通訳者を意識し、通訳者を頼るような形で話が進みがちである。時には通訳者に質問するということも起こる。医師が通訳者に、「この人、一緒に住んでいる人とかいるの？」と聞いてくることもある。こういう時通訳者は、「直接お尋ねになって下さい」と水を向け、「誰と話をしているのか」を意識してもらうことが肝要である[2]。

注

(1) この際注意すべきなのは、通訳者が意図せずにミスリードしてしまうことであり、「対象者の主体性」に十分注意を払わなければならない。
(2) 最も重要なのは「対象者の主体性」で、通訳者はそれがどれほど回り道になりそうでも、当事者のプロセスに寄り添い、対象者自身の問題意識を促し、対象者と医療者のコミュニケーション環境を整えることにあると考える。

おわりに

南谷かおり

　「先生、お久しぶりです！」。振りむくと、そこに幼い娘を連れた若い母親の姿があった。実に4年ぶりの再会だった。それもそのはず、当院で生まれた赤ん坊が4歳になって、母親と一緒にたたずんでいたのだから。今から5年前、当時17歳だった母親は日本語が話せず、妊娠して近くのクリニックを訪れて検査を受けたが日本語の説明が解らず、不安になって車で2時間かかる当院を訪れた。当院の診察で特に異常はなく正常妊娠と思われたが、初産で本人も心配だったため、遠いがポルトガル語の通訳がいて365日対応可能な当院の産科に通院することを選んだ。それ以後、定期的に妊婦健診を受け、陣痛が始まってからは一度早めに来すぎて帰されたが、二度目は破水して入院となり、無事に女児を出産した。

　出産後の新生児の沐浴指導や家族計画における避妊指導等の通訳を、当時は医療通訳士が足りずに私がすべて行った。そのため入院規則までは手が回らずに、5章で述べた蝋燭（ろうそく）事件が起きた。今回彼女が来院したのは、以前から夫が感じていた下肢痛が増悪したためだった。検査の結果、下肢静脈内に血栓が見付かり、サッカー好きの夫は危うく肺塞栓になるところだったと知らされた。彼は私に「先生のおかげで娘が無事に生まれ、今度は僕が命を助けてもらった」と言った。

　私は父親の転勤で11歳の時ブラジルに渡り、いきなり現地校に入って言葉の壁で苦労した。学校の試験には、意味は解らずとも答えを丸暗記して臨んだ。友達同士の会話で外国語を聞きとるのは疲れるため、いつしか解った振りをして頷きながら聞くようになっていた。外国人患者が診察室で日本語の説明に「はい」と言いながら聞いているのを見て、

おわりに

本当はどれぐらい理解しているのだろうかと心配になる。どうせ解らないと最初から諦め、質問もできずにいるのではないだろうか。

　日本に長年住んでいても日本語教育を受けていないと、理解できても話せないことが多い。そのためひとたび医療通訳士が付くと、彼らの訴えは堰を切ったように流れ出し、止まらなくなる。まさに医療通訳士は外国人患者にとっては救世主なのだと思う。病気で気弱になっているとき、言葉の通じる通訳士の存在はどんなに心強いことだろう。診察現場に医療通訳士が現れると、たちまち患者の表情が明るくなると看護師が言っていた。患者が安心すると、医療者もホッとする。患者を診なければならない医療者にとっても、医療通訳士の存在は不可欠なのである。

　言葉が通じずに困っている外国人患者と医療従事者を助けるために当院で始めた医療通訳サービスに、その後ボランティア精神を持った色々な職種の人たちが応募してくるようになった。元外国人医師、看護師、医学生、海外青年協力隊員、商社マン、銀行員、外国語講師、通訳案内士、主婦、学校教員、修道女、栄養士、介護福祉士、作業療法士、アパレル業など多岐にわたる。皆、語学に長けた優秀な人たちなのに、少ない報酬で時には昼ごはんも食べずに走り回って通訳している姿には、本当に頭が下がる思いだ。

　医療通訳士を支えているのは患者の笑顔である。しかし、霞（かすみ）を食べての生活は成り立たず、それでは長続きも向上もしにくい。以前は認知度の低かった医療通訳も、日本における外国人の増加に伴い脚光を浴びるようになってきた。日本の医療従事者にはとかくボランティア精神が求められ、医療通訳士も教育、観光、司法、会議通訳士に比べて未だ社会的地位は低いが、実は患者の健康を左右する重要な役割を担い、大きな責任を背負っている。この本が医療通訳士に関心がある、目指している、またはすでに活躍している人たちの参考図書となり、医療通訳士の仕事への理解が深まることで成り手が増え、それが大きな力となって今後、社会的地位が確立されていくことに期待する。外国人が安心して日

本で医療を受けられるよう日々頑張っている医療通訳士の皆様に、心からの感謝とエールを送りたい。

2013年4月吉日

【資　　料】

(2018年8月現在の情報)

①医療通訳・コミュニティ通訳養成講座や研修、通訳者の派遣を実施している主な団体

(詳細については各団体にお問い合わせ下さい)

地区	団体名	連絡先・ホームページ
北海道	NPO法人　エスニコ	s25@ngos25.org　　(011) 211-0105 www.ngos25.org/
宮城	公益財団法人 　宮城県国際化協会	mail@mia-miyagi.jp　　(022) 275-3796 http://mia-miyagi.jp/tsuyakusupo.html
山形	NPO法人 　IVY（アイビー）	link@ivyjapan.org　　(023) 634-9830 www.ivyivy.org/
群馬	群馬県人権男女・多文化 共生課	(027) 226-3396　　HPからの問合わせも可 www.pref.gunma.jp/04/c2200161.html
茨城	公益財団法人 　茨城県国際交流協会	iia@ia-ibaraki.or.jp　　(029) 241-1611 www.ia-ibaraki.or.jp/kokusai/index.html
埼玉	公益財団法人 　埼玉県国際交流協会	jigyo@sia1.jp　　(048) 833-2992 www.sia1.jp
神奈川	NPO法人　多言語社会リソース かながわ（MICかながわ）	mickanagawa@network.email.ne.jp (045) 314-3368　　mickanagawa.web.fc2.com/
愛知	あいち医療通訳システム・ あいち多文化共生ネット	tabunka@pref.aichi.lg.jp　　(050) 5814-7263 www.aichi-iryou-tsuyaku-system.com/
三重	公益財団法人 　三重県国際交流財団	mief@mief.or.jp　　(059) 223-5006 www.mief.or.jp/jp/iryou.html
三重	NPO法人 　伊賀の伝丸	info@tsutamaru.or.jp　　(0595) 23-0912 www.tsutamaru.or.jp/index.php
京都	NPO法人　多文化共生セ ンターきょうと	(075) 746-2384　　HPからの問合せも可 https://www.tabunkakyoto.org/
大阪	IMEDIATA（りんくう国 際医療通訳翻訳協会）	rinku_care@yahoo.co.jp（メール対応のみ） www.imediata.jp/
大阪	公益財団法人 　吹田市国際交流協会	info@suita-sifa.org　　(06) 6835-1192 http://suita-sifa.org/volunteer/

大阪	みのお外国人医療サポートネット・公益財団法人箕面市国際交流協会	mmedinet@i.softbank.jp　(072)727-6912 mmedinet.seesaa.net/
兵庫	NPO法人 　　多言語センター FACIL	facil@tcc117.jp　(078)736-3040 http://tcc117.jp/facil/
岡山	一般財団法人 　　岡山県国際交流協会	main@opief.or.jp　(086)256-2000 http://www.opief.or.jp
山口	公益財団法人 　　山口県国際交流協会	(083)925-7353　HPからの問合せも可 http://www.yiea.or.jp
島根	公益財団法人 　　しまね国際交流センター	admin@sic-info.org　(0852)31-5056 https://www.sic-info.org
鳥取	公益財団法人 　　鳥取県国際交流財団	(0857)51-1165　HPからの問合せも可 www.torisakyu.or.jp
香川	公益財団法人 香川県国際交流協会（アイパル香川）	(087)837-5908　HPからの問合せも可 www.i-pal.or.jp/tsuyaku/
長崎	公益財団法人 　　長崎県国際交流協会	nia@nia.or.jp　(095)823-3931 www.nia.or.jp
佐賀	公益財団法人 　　佐賀県国際交流協会	info@spira.or.jp　(0952)25-7921 www.spira.or.jp/

②実践で役立つ医療通訳関連教材発行元

厚生労働省

https://www.mhlw.go.jp/stf/seisakunitsuite/bunya/0000056944.html

平成28年度「医療機関における外国人患者受入環境整備事業」による成果として、『医療通訳育成カリキュラム基準』、テキスト『医療通訳』、『指導要項』が、無料でダウンロードできる。

NPO法人 AMDA 国際医療情報センター

http://amda-imic.com/modules/books/

『16ヶ国語対応診察補助表』、『9ヶ国語対応服薬指導の本』、『16ヶ国語対応歯科診察補助表』、『7ヶ国語対応外国人患者のための入院ガイド』などがHPから購入可能。

NPO 法人多文化共生センターきょうと

https://www.tabunkakyoto.org/

『暮らしの医療用語辞典』（ポルトガル語・スペイン語・タガログ語・英語）、『病院で困らないための中国語と英語』などが購入可能。その他、『外国人のための医療ガイドブック』（英語・中国語・韓国朝鮮語）や多言語問診票などの多言語資料などが、無料でダウンロードできる。

The Cross Cultural Health Care Program（CCHCP）

http://xculture.org/xstore/ （英語表記のみ）

アメリカで使用されている 23 か国語による医療用語集（対英語）やトレーニング DVD などが購入可能。国際配送便の場合、クレジットカード情報などをメールで知らせる必要がある。

③その他の医療通訳関連団体

医療通訳士協議会（JAMI）

www.jami.net.jp/htdocs/

日本初の医療通訳に関連する全国組織。医療通訳士倫理規程などが紹介されている。現在は情報発信のみを行っている。

一般社団法人全国医療通訳者協会（NAMI）

https://national-association-mi.jimdo.com

医療通訳者による医療通訳者のための団体として、2016 年に設立された。医療通訳者のための 50 時間研修を実施している。

International Medical Interpreter Association（IMIA）

http://www.imiaweb.org/ （英語）

日本支部連絡先：IMIAJapan@imiaweb.org

アメリカ合衆国の医療通訳の主導的団体。倫理規程や業務規程などが、多言語で、無料でダウンロードできる。

財団法人 自治体国際化協会 多文化共生

http://www.clair.or.jp/j/multiculture/index.html

日本での生活に役立つ多言語生活情報や多言語情報作成マニュアル、災害時の多言語表示シート、多文化共生事業事例集などが、無料でダウンロードできる。

医療通訳研究会（MEDINT）

http://medint.jp/

言葉と医療の視点から、医療現場で良質の通訳者を利用できる社会システムづくりをめざす。医療通訳者のための研修なども行っている。

NPO 法人 AMDA 国際医療情報センター

http://amda-imic.com/

医療通訳派遣業務は実施していないが、電話による医療相談を多言語で受け付けている。2018 年 4 月からは、医療機関向け無料電話通訳の専用ラインを設置。HP からは医療機関で戸惑わないための多言語化された書類や、多言語による各種問診票などが、無料でダウンロードできる。

④医療通訳に関連のある学会

日本渡航医学会	http://jstah.umin.jp
日本国際保健医療学会	www.jaih.jp/
国際臨床医学会	www.kokusairinshouigaku.jp/
国際ボランティア学会	www.isvsjapan.org/
日本通訳翻訳学会	www.jaits.org
国際観光医療学会	www.iatm.jp/
日本医学英語教育学会	https://jasmee.jp/

（作成・小笠原理恵）

執筆者紹介

中村安秀（なかむら　やすひで）
甲南女子大学教授・大阪大学名誉教授
1952 年和歌山県生まれ。77 年東京大学医学部卒業。小児科医
都立病院小児科、保健所勤務などを経験し、その後国際協力機構（JICA）の母子保健専門家としてインドネシアに家族連れで赴任。以後も、UNHCR パキスタン事務所でアフガン難民医療に従事するなど、途上国の保健医療活動に取り組む。東京大学小児科講師、ハーバード大学公衆衛生大学院研究員などを歴任
2017 年 4 月より、甲南女子大学看護リハビリテーション学部教授・大阪大学名誉教授。2009 年に設立された医療通訳士協議会の初代会長を務める。「国際協力」「保健医療」「ボランティア」をキーワードに、学際的な視点から市民社会に役立つ研究や教育に携わっている。どこの国にいっても子どもがいちばん好き

南谷かおり（みなみたに　かおり）
地方独立行政法人りんくう総合医療センター国際診療科部長。大阪大学医学部附属病院未来医療開発部国際医療センター副センター長、特任准教授
11 歳から父親の転勤でブラジルに渡り、現地の国立大学医学部を卒業してブラジル国医師免許を取得。27 歳で帰国し、大阪大学医学部附属病院放射線科に入局。その後、医師国家試験予備試験、国家試験を経て 1996 年に日本国医師免許を取得
2006 年からりんくう総合医療センターの国際外来担当医を務め、医療通訳者の現場教育と認定に携わりながら、自らポルトガル語、スペイン語、英語の医療通訳も行う。2013 年から大阪大学国際医療センターと兼任になり、2015 年からは大阪大学に社会人向け医療通訳養成コースを開講。一般社団法人りんくう国際医療通訳翻訳協会 IMEDIATA の代表理事を務める

西村明夫（にしむら　あきお）
RASC コミュニティ通訳支援センター代表
1955 年東京生まれ。80 年埼玉大学教養学部国際関係論課程卒。2011 年法政大学大学院政策科学研究科修士課程修了
2001 年から 02 年にかけて神奈川県で「外国人居住支援システム」および「医療通訳派遣システム」の構築に、02 年から 04 年にかけて(財)自治体国際化協会で調査部連絡調整課長として「多言語生活情報」や「多言語情報作成マニュアル」の作成、「専門通訳ボランティア研修プログラム（医療編・教育編）」の開発に従事。06 年「医療

通訳を考える全国会議」を、07 年「医療通訳国際シンポジウム」を企画・実施
得意とするところは、多文化共生に関する政策・制度・仕組みの立案と実行

飯田奈美子（いいだ　なみこ）
京都市保健福祉局地域福祉課中国帰国者支援相談員（中国語通訳）。多言語コミュニティ通訳ネットワーク共同代表
1972 年兵庫県生まれ。社会福祉士
2002 年から現職に就き、主に生活保護分野の通訳を行う。対人援助場面における通訳環境が整っていないことに問題意識を持ち、2006 年秋に多言語コミュニティ通訳ネットワーク http://www.mcinet.info/ を設立し、コミュニティ通訳の勉強会を開催している。通訳業務のかたわら、中国帰国者における支援についての研究も行い、2006 年立命館大学大学院応用人間科学研究科修士課程修了
現在、立命館大学大学院先端総合学術研究科博士後期課程に在籍し、コミュニティ通訳についての研究を行う。また、2007 年 10 月から開始された京都市行政通訳・相談事業（京都市外国籍市民行政サービス利用等通訳・相談事業）のコーディネーター

沢田貴志（さわだ　たかし）
神奈川県勤労者医療生活協同組合港町診療所所長
1960 年東京生まれ。1986 年千葉大学医学部卒。総合内科専門医
東京厚生年金病院に 5 年勤務の後、フィリピンの被災地やスラムでの医療活動に参加。帰国後、外国人の病人が急増した神奈川県の港町診療所での医療に加わる。NPO活動の重要性を認識し、シェア＝国際保健協力市民の会で外国人の健康相談（1992年）、MIC かながわで神奈川県の医療通訳派遣事業（2002 年）に参画。この間、マヒドン大学で公衆衛生修士を取得
複数の大学の非常勤講師やタイ大使館名誉医療アドバイザー、JICA 専門員（エイズ対策）などを務めつつ、外国人診療体制向上の調査・研修にも取り組む。影響を受けた言葉は「外国人のことは外国人自身がスペシャリスト」（中村安秀先生）

村松紀子（むらまつ　のりこ）
医療通訳研究会（MEDINT）代表
1963 年神戸市生まれ。神戸大学大学院国際協力研究科修士課程修了（政治学修士）。社会福祉士
1988 年に青年海外協力隊員として南米パラグアイに派遣され、帰国後、（公財）兵庫県国際交流協会外国人県民インフォメーションセンターで、在日外国人のスペイン語相談員として勤務。「病気になった時くらいは、母語で安心して医療を受けられる社会づくり」を目指して、2002 年医療通訳研究会（MEDINT）を設立し代表をつとめる
医療だけでなく、司法や行政通訳など幅広く在日外国人を支援する専門通訳者の育成

を課題としている。愛知県立大学外国語学部非常勤講師。自治体国際化協会（CLAIR）地域国際化推進アドバイザー

西山利正（にしやま　としまさ）

関西医科大学公衆衛生学講座主任教授
1956年生まれ。奈良県立医科大学修了
奈良県立医科大学助手（寄生虫学）、奈良県立医科大学講師（寄生虫学）、奈良県衛生研究所総務課主幹をへて、現在関西医科大学教授（公衆衛生学講座）
社会的活動として、国土交通省観光庁インバウンド医療観光に関する研究会委員、国土交通省総合政策局旅行と医学に関する協議会メンバー等をつとめる

エレーラ　ルルデス（Herrera Lourdes）

日本赤十字九州国際看護大学ウイメンズヘルス領域准教授
1967年ペルー共和国リマ生まれ。1993年国立サン・マルコス大学助産学科卒業。ダイレクトエントリーの助産師。産科病棟、郊外の間出産センター、性感染症センターで勤務
1996から文部科学省留学生、2001年広島大学大学院保健学研究科保健学専攻修了
2001年9月から大阪大学、甲南女子大学で非常勤講師をしながら、在日外国人支援活動に取り組む。NPO法人AMDAにて電話による医療情報提供ボランティア、NPO法人CHARMにて性感染症に関する電話相談・HIV陽性者支援スタッフなど、スペイン語通訳・翻訳担当になる。2007年マサチューセッツ大学アマースト校スペイン語・英語医療通訳証書
国際・国内における女性の健康、マイノリティの健康をテーマに研究や活動を続ける

竹迫和美（たけさこ　かずみ）

The International Medical Interpreters Association（IMIA：国際医療通訳士協会）日本支部長
1955年東京生まれ。77年日墨政府交換留学を通じてメキシコ留学。79年早稲田大学商学部卒業
1999-2010年（財）日本国際協力センターで英語・スペイン語研修監理兼通訳コーディネーター（医療技術研修担当）。2007年東京外国語大学大学院国際コミュニケーション通訳専修コース卒業。2014年大阪大学大学院より博士号（人間科学）取得後、藤田保健衛生大学で教鞭をとり2018年定年退職
医療通訳士協議会初代事務局長・現理事。多言語医療通訳の実践には遠隔医療通訳システム構築が肝要と考え、日本遠隔医療学会・遠隔医療通訳分科会長として実証研究を推進中。医療通訳が生業となる日まで諦めない覚悟で、今後専門研修コースを通じ医療通訳士の教育に取り組みたい

李　節子（り　せつこ）
長崎県立大学大学院人間健康科学研究科教授
1958 年、長崎県生まれ。千葉大学看護学部卒。助産師
1995 年東京大学にて保健学博士号を取得（論文テーマ「在日外国人の母子保健統計に関する研究」）。1998 年『在日外国人の母子保健―日本に生きる世界の母と子』（医学書院）を出版。1990 年～2007 年 3 月まで東京女子医科大学勤務。2007 年～2008 年米国ライト州立大学ブーンショフト医学大学院グローバル保健医療システム・マネジメント・政策センター客員教授。2007 年 4 月より現職。日本グローバルヘルス研究センター所長、医療通訳士協議会副会長、公益財団法人長崎県国際交流協会評議員
すべての人々が個性豊かに暮らせる日本の多文化共生社会をめざして、大学、行政、市民団体、研究会などで広く講演を行う

重野亜久里（しげの　あぐり）
特定非営利活動法人多文化共生センターきょうと理事長。札幌市生まれ
中国雲南省へ留学後、1999 年よりセンターに勤務。在住外国人コミュニティを支援する事業担当として多文化共生の地域づくりに従事。2003 年より、病院へ医療通訳を派遣する医療通訳派遣事業を担当。2004 年から理事長に就任
現在は、通訳養成・派遣の経験とノウハウを活かし、講師として各地の医療通訳者の育成や、多言語医療システム研究に取り組んでいる

伊藤美保（いとう　みほ）
京都薬大卒業後、医薬品・医療器具メーカー、病院薬剤師、育児品メーカー勤務後、2002 年大阪大学大学院人間科学研究科博士前期課程修了（人間科学修士）
2004 年に Medical Interpreter Network Tokai (MINT) を事務局長として立ち上げる。調剤薬局勤務のかたわら、愛知県と近県のネイティブの医療通訳者の情報交換、研修の場や、それを通じた日本人の医療通訳サポートボランティア研修にも力を注いでいる
大阪大学大学院グローバル・コラボレーションセンター非常勤講師、あいち医療通訳システム検討会議、あいち医療通訳システム推進協議会委員を務める

瀧澤清美（たきざわ　きよみ）
群馬大学医学部附属病院システム統合センター研究員
1958 年東京都生まれ。2009 年群馬大学大学院生命医科学修了
インベーダーゲーム全盛期にゲームプログラマーからスタートし、カシオ計算機のシステムエンジニアを経て、2004 年に NPO 法人地域診療情報連携協議会を設立し、市民と医療の架け橋としての活動を行う。その一方、群馬大学大学院に入学し、医学修士を取得、遠隔医療の研究を行っている
NPO 法人地域診療情報連携協議会理事長、医療通訳士協議会理事、日本遠隔医療学会市民参加の遠隔医療分科会分科会長、遠隔医療通訳分科会副分科会長

「遠隔医療」「ICT」「多言語」をキーワードに、学際的な視点から世の中に役立つ研究や教育に携わる。パソコンおたくが世の中にどこまで社会貢献できるか挑戦中

吉富志津代（よしとみ　しづよ）
NPO法人多言語センターFACIL理事長
大阪外国語大学卒業後、在神戸アルゼンチン総領事館など中南米の領事館秘書をつとめる
1995年の阪神・淡路大震災後は、外国人救援ネット設立やコミュニティ放送局「FMわぃわぃ」の発足に参加。その市民活動の延長で、主に多言語環境の促進や、外国にルーツを持つ青少年育成のための活動を切り口に、多文化共生社会の実現にむけた外国人自助組織の自立支援活動に従事する。2003年より兵庫県で医療通訳モデル事業も実施中
その他の役職は、NPO法人エフエムわぃわぃ代表理事、兵庫県県民生活審議会委員、移民政策学会常任理事など。神戸大学修士（国際学）、京都大学博士（人間・環境学）

寺嶋幸司（てらしま　こうじ）
手話通訳士
1964年大阪に生まれる。大阪府立東寝屋川高校入学に伴い、日本で初めて公立高校の教諭となった聴覚障害者・藤田千恵氏に出逢い、手話指導を受ける。大阪芸術大学入学と同時に、学内における情報保障活動として講義通訳を開始。手話通訳者として本格的な活動を始める。しばらく活動休止するものの、阪神淡路大震災をきっかけに通訳活動を再開。地元を中心に手話通訳者集団の形成指導を続けつつ、医療通訳に傾倒する
音声語通訳者との交流の中で、手話通訳と音声語通訳の共通性を実感し、共に学び協働していくことの可能性と重要性を感じる。家族は聴覚障害の妻と猫2匹

小笠原理恵（おがさわら　りえ）
大阪大学大学院人間科学研究科助教
1970年愛知県生まれ兵庫県育ち。1993年早稲田大学社会科学部卒業
レコード会社勤務（東京）、中国語学留学（北京）、日米中合資広告会社勤務（北京）、医療アシスタント会社勤務（上海）の後、家族の看病のために一時帰国。その後アリゾナ州のコミュニティカレッジで看護学を学び、Registered Nurse試験（NCLEX）に合格。再度中国に渡り、上海の外資系医療機関でクリニックマネージャーを務め、世界各国から集まった医療従事者とともに、主に上海駐在の外国人に対して多言語で医療ケアを提供
2011年から大阪大学大学院に在籍し、医療通訳を中心に異文化・多言語環境における保健医療に関する研究に従事。2012年から医療通訳士協議会（JAMI）事務局

大阪大学新世紀レクチャー

医療通訳士という仕事
――ことばと文化の壁をこえて――

2013年10月15日　初版第1刷発行	［検印廃止］
2018年10月15日　初版第2刷発行	

編　者　　中村安秀　南谷かおり

発行所　　大阪大学出版会
　　　　　代表者　三成　賢次

〒565-0871　大阪府吹田市山田丘2-7
　　　　　　大阪大学ウエストフロント
TEL 06-6877-1614（直通）
FAX 06-6877-1617
URL：http://www.osaka-up.or.jp

印刷・製本　　尼崎印刷株式会社

ⓒ Yasuhide NAKAMURA, Kaori MINAMITANI et al. 2013

Printed in Japan

ISBN 978-4-87259-464-5　C3080

Ⓡ〈日本複製権センター委託出版物〉
本書を無断で複写複製（コピー）することは、著作権法上の例外を除き、禁じられています。本書をコピーされる場合は、事前に日本複製権センター（JRRC）の許諾を受けてください。
JRRC：http://www.jrrc.or.jp　eメール：info@jrrc.or.jp　電話：03-3401-2382